Abnehmen mit Brot, Brötchen und Kuchen

Der große Ratgeber zum gesunden Backen mit dem Thermomix. Mit köstlichen Rezepten und hilfreichen Tipps Brot selber backen und verblüffend einfach zum Traumgewicht

---

Tanja Ludwig

Achtung, eine wichtige Nachricht für dich!

Ich möchte mich herzlich bedanken für den Kauf meines Buches.

Als extra Bonus möchte ich dir noch eine Sammlung von leckeren, gesunden Aufstrichen an die Hand geben.

Diese habe ich in einem Bonusheft zusammengefasst.

Für dich, als Käufer dieses Buches, ist das Bonusheft zu 100% gratis.

Eine Anleitung, wie du schnell das Bonusheft erhältst, findest du auf der allerletzten Seite.

Tanja Ludwig

Inhalt

1 Einleitung

Liebe Leserin, lieber Leser, Ich stelle immer wieder fest, wie sehr gerade Besitzer der beliebten Thermomix-Modelle an guten Rezepten sowie Tipps und Tricks rund um ihren Back- und Kochroboter interessiert sind.

Offensichtlich gehörst du auch dazu. Wenn solche köstlichen Rezepte dann auch noch dabei helfen, mit lästigen, überschüssigen Pfunden fertig zu werden, kannst du gleich mehrere Fliegen mit einer Klappe schlagen.

Denn Abnehmen, vor allem dann, wenn du deutlich mehr als nur 2 – 3 Kilos verlieren musst, ist vor allem eins: langwierig. Da ist es mit einer Woche Enthaltsamkeit noch lange nicht getan. Es geht vielmehr darum, deine Essens- und Lebensgewohnheiten dauerhaft zu verändern. Da ist jede Hilfe recht.

Mit diesem Buch kommt diese Hilfe. Denn hier findest du neue, zukünftige Lieblingsrezepte für dich und deine Lieben. Und es wird bestimmt nicht lange dauern, bis du die Ergebnisse deiner Backkünste mit allen teilen musst. Das habe ich schon ganz oft erlebt: Zunächst sind alle skeptisch, doch schon ganz schnell können sie nicht mehr genug davon bekommen, was du ihnen aus dem Thermomix zauberst. Gibt es ein besseres Lob, als wenn deine selbst gebackenen, schlanken und gesunden Köstlichkeiten im Nu aufgegessen werden? Wohl kaum.

Einen schnellen und zuverlässigen Helfer hast du schon in deiner Küche: deinen Thermomix. Er hilft dir bei all deinen Backprojekten, ganz gleich, welche Zutaten du verwendest. Seien es traditionelle und gut gehütete Familienrezepte, die dich nur einen Bruchteil des Aufwandes und der Zeit kosten, die deine Großmutter aufwenden musste, oder ganz moderne, schlanke und trotzdem köstliche Backrezepte, wie du sie hier in diesem Buch kennenlernen wirst. Dein Thermomix, ein Helfer, auf den du dich immer verlassen kannst. Zum Beispiel, weil du es selbst nicht besser kannst oder weißt, oder auch wenn du das bestmögliche Essen zum Abnehmen zubereiten möchtest, aber nur sehr wenig Zeit hast. Dein Thermomix steht dir immer treu zur Seite.

In diesem Buch möchte ich dir nicht nur eine ganz neue Backwelt eröffnen, ich möchte dir darüber hinaus viele Anregungen und Tipps bieten, die dich die Arbeit mit deinem Thermomix noch viel mehr genießen lassen. Die Ergebnisse sprechen für sich. Richte dich darauf ein, dass auch Familienmitglieder und Freunde, die eigentlich gar nicht abnehmen wollten, dich nach deinen „Geheimrezepten" fragen werden.

Lass dich ein auf das „Abenteuer Abnehmen mit Brot, Brötchen und Kuchen" – ein ungewöhnlicher, aber leckerer Weg, um mit Genuss die Pfunde purzeln zu lassen.

Lass dich inspirieren und verführen!

2 Grundlagen zum Abnehmen mit Brot, Brötchen und Kuchen

Bevor wir in den praktischen Teil dieses Buches übergehen, ist es wichtig, dass wir uns zunächst ein wenig mit den theoretischen Grundlagen auseinandersetzen. So kannst du weit über die Grenzen dieses Buches hinaus tätig werden, um deine aktuellen „dicken" Lieblingsrezepte in „schlanke" Lieblingsrezepte zu verwandeln.

Damit dir die Theorie nicht allzu grau erscheint, möchte ich dir zunächst ein unterhaltsames Abnehm-Quiz vorstellen.

2.1 Teste dein Abnehm-Wissen – das Abnehm-Quiz

Damit du erfolgreich abnehmen kannst, ist es wichtig, dass du über genügend Kenntnisse verfügst. Denn nur wenn du weißt, mit welchen Maßnahmen du es schaffen kannst, dauerhaft abzunehmen, wirst du am Ende auch wirklich Erfolg haben und ein schlankes Leben führen können.

Anleitung: Unten stehen 17 Fragen mit jeweils 3 bis 4 Antwortmöglichkeiten. Nur eine Antwort ist richtig.

Entscheide dich daher für eine Antwort: Kreise diese ein oder schreibe deine Antwort auf ein Blatt Papier. Hinweise zu den Lösungen stehen auf der letzten Seite.

Doch lass uns nun am besten direkt zu den Fragen übergehen:

1) *Welche Sportart verbraucht die meisten Kalorien pro Stunde?*
    a) Radfahren (kein Rennrad oder Spinning)
    b) Schwimmen (gemütlich)
    c) Joggen (12 km)
    d) Wandern

2) *Macht abends essen eher dick?*
    a) Nein, allein die gesamte Kalorienmenge, die man über den Tag zu sich nimmt, entscheidet.
    b) Ja, vom Essen am Abend wird man dicker, da nachts die Verdauung stillsteht.
    c) Abends sollte man vor allem etwas Leichtes essen, sonst macht es dick.
    d) Morgens wie ein Kaiser, mittags wie ein König, abends wie ein Bettelmann

3) *Wofür steht der Begriff BMI?*
    a) Boris-Muscle-Index
    b) Body-Muscle-Index
    c) Body-Mass-Index
    d) Bayrische-Massen-Invasion

4) *Was ist der Jo-Jo Effekt?*
    a) Wenn man durch Treppensteigen schnell abnimmt.
    b) Wenn sich das Körperfett vom Bauch weg hin zu den Oberarmen und Schenkeln verlagert.
    c) Wenn du dich, vor allem an den ersten Tagen einer Diät, schlapp und müde fühlst.
    d) Wenn du nach einer Diät schnell wieder zunimmst.

5) *Vervollständige den Satz: Eine Frau (gleichbleibende Statur) mit 40 Jahren einen .... Grundumsatz, als mit 20.*
   a) gleich großen
   b) höheren
   c) niedrigeren

6) *Wie sieht es beim Kalorienverbrauch im Ruhezustand aus? Verbrauchen Couch-Potatoes mehr Kalorien im Ruhezustand als sportlich aktive Menschen?*
   a) Nein, im Gegenteil: Der Körper der sportlich Aktiven schaltet erst Stunden nach dem Sport auf normale Verbrennung zurück und auch der Grundverbrauch ist höher.
   b) Nein. Im Ruhezustand ist der Grundverbrauch bei beiden gleich.
   c) Das kommt darauf an, wie viel sie essen.
   d) Ja, denn sie essen ja auch mehr, während sie auf der Couch sind, als die Sportler.

7) *Wie entsteht der Jo-Jo Effekt?*
   a) Der Körper versucht, möglichst schnell wieder auf sein Ausgangsgewicht zu kommen.
   b) Der Körper hat sich umgestellt. Er kommt jetzt mit weniger Energie aus. Alles, was du nun zusätzlich isst, lagerst du an Bauch, Beinen und Po für schlechte Zeiten ein.
   c) Hormone der Bauchspeicheldrüse melden dem Gehirn: „Iss mehr."
   d) Du bist nach einer Diät so ausgehungert, dass du danach erst einmal nur Süßigkeiten isst.

8) *Mit welcher gerundeten Zahl musst du den Kalorienwert multiplizieren, um Joule zu erhalten?*
   a) 5,1
   b) 3,8
   c) 4,2
   d) 7,3

9) *Was ist der Hauptgrund, warum Spezialisten immer wieder dazu raten, Sport zu treiben, wenn du abnehmen willst?*
   a) Weil du beim Schwitzen besonders viele Kalorien verbrennst.
   b) Weil dein Körper beim Sport besonders viel Sauerstoff aufnimmt, sodass die Fettverbrennung angefeuert wird.
   c) Weil man damit die meisten Kalorien verbrennen kann.
   d) Weil Sport Muskeln aufbaut und diese selbst im Ruhezustand mehr Kalorien verbrauchen als Fettgewebe.

10) *Wenn du Übergewicht hast, liegt das vor allem an deinen schweren Knochen?*
   a) Nein
   b) In erster Linie bei Frauen
   c) Nur bei Männern
   d) Ja

11) *Welches Kalorien-Defizit (in kcal) brauchst du, um ein Kilo Körpergewicht zu verlieren?*
   a) 110.000
   b) 4.000
   c) 7.000
   d) 1.000

12) *Welche der folgenden Backwaren enthält am meisten Fett?*
   a) Baguette
   b) Mehrkornbrötchen
   c) Croissant
   d) Biskuit

13) *In welchem BMI Bereich bewegt sich ein Mensch mit Normalgewicht?*
   a) 17 – 18,5
   b) 18,5 – 25
   c) 24 – 27
   d) 25 – 34

14) *Was ist eine Low-Carb Diät?*
   a) Eine Diät, bei der man möglichst auf Eiweiß verzichtet
   b) Eine Diät, bei der man möglichst auf Fett verzichtet
   c) Eine Diät, bei der du nicht mehr als 1000 Kalorien am Tag zu dir nehmen darfst.
   d) Eine Diät, bei der du nur wenige Kohlenhydrate essen darfst.

15) *Was meint man, wenn man bei einer Diät vom Plateau-Effekt spricht?*
   a) Nach einiger Zeit stagniert das Gewicht auf einem Plateau.
   b) Dein Gewicht vermindert sich stetig, immer um die gleichbleibende Menge.
   c) Wenn du abnimmst, dann kannst du nur bis zu einem bestimmten Gewicht kommen, dann ist Schluss.

16) *Man sagt, dass ein bestimmter Geruchsstoff den Appetit auf Süßes hemmt. Welcher ist das?*
   a) Apfelessig
   b) Vanille
   c) Zimt
   d) Schokolade

17) *Ist Dicksein genetisch bedingt?*
   a) Ja
   b) Nein
   c) Die Gene haben einen großen Einfluss, das Essverhalten spielt eher eine untergeordnete Rolle
   d) Die Gene sind einer vieler Faktoren, die das Gewicht bestimmen

Lösungen: Für die Lösungen siehe bitte die Hinweise auf der letzten Seite!

2.2 Essen als Grundlage der Gesundheit

Abnehmen mit Brot, Kuchen und Co. ist möglich. Vielleicht fragst du dich: „Wie kann es sein, dass da nicht schon vor Jahren jemand darauf gekommen ist?" – diese Frage habe ich mir auch schon gestellt und meine Antwort darauf ist, dass wir einfach gewohnt sind, dass jeder sagt: „Wenn du abnehmen möchtest, dann lass alle Backwaren weg." Meiner Meinung nach haben es sich die „Ernährungsexperten" hier viel zu einfach gemacht. Denn mit Kohlenhydraten abnehmen, das geht. Sehr gut sogar! Natürlich musst du hierfür einiges beachten. Was das genau ist, erfährst du in den folgenden Kapiteln.

Zuerst einmal solltest du wissen, dass Kohlenhydrate gar nichts Schlechtes sind. Ganz im Gegenteil, sie sind für das Funktionieren unserer Zellen, Muskeln und unseres Nervensystems unverzichtbar. Deswegen kann unser Körper Kohlenhydrate selbst herstellen, wenn es nötig ist.

Außerdem ist es für den Körper weniger schädlich, Energie aus Kohlenhydraten bereitzustellen, als diese aus Eiweiß herstellen zu müssen. Denn bei der Verstoffwechselung von Eiweißen entsteht eine Reihe von Endprodukten, die für den Körper schädlich sind. Nicht so bei der Energiegewinnung durch Kohlenhydrate. Hier sind die „Abfallprodukte" Kohlendioxid und Wasser, die zum größten Teil abgeatmet werden.

Die drei großen Nährstoffgruppen

Doch eins nach dem anderen. Zunächst ist es für dich wichtig zu wissen, dass es drei große Nährstoffgruppen gibt: die Eiweiße, die Kohlenhydrate und die Fette. Alle drei Nährstoffgruppen sind wichtig für uns. Die Zellen unseres Körpers bestehen aus Bausteinen, die aus allen drei Gruppen stammen.

Doch welche Lebensmittel enthalten welche dieser Nährstoffgruppen? Dazu muss man sagen, dass es nur sehr wenige natürliche Lebensmittel gibt, die ausschließlich aus einem dieser drei Makronährstoffe – wie man diese Substanzen auch nennt – bestehen. Man teilt sie vielmehr danach ein, welcher Nährstoff in ihnen den größten Anteil hat.

Hier eine kleine Übersicht, welche populären Lebensmittel zu den einzelnen Gruppen zählen.

Was in der Ernährungslehre wichtig ist: Alle drei Makronährstoffe führen unserem Körper Energie zu. Für diese Energie gibt es auch eine Maßeinheit. Diese nennen wir im Alltag normalerweise Kalorien. Wobei Kilokalorien oder, wie seit einigen Jahren vorgesehen, Joule oder besser Kilojoule die passenderen Varianten wären.

Doch was bezeichnet die Kalorie? Das ist die Energie, die aufgewendet werden muss, um ein Gramm Wasser um ein Grad Celsius zu erwärmen. Demnach kann man mit einer Kilokalorie schon einen ganzen Liter Wasser um ein Grad erwärmen. Als internationale Einheit haben sich allerdings das Joule respektive das Kilojoule durchgesetzt. Um von Kilokalorien nach Kilojoule umzurechnen, musst du den Kalorienwert mit dem Faktor 4,19 multiplizieren.

Diese Maßeinheiten für Energie benutzt man auch, um den Energiebedarf und die Energiezufuhr des Menschen zu berechnen. Denn unser Körper braucht täglich Energie, jede Sekunde unseres Lebens. Diese Energie wärmt uns, ist aber auch notwendig, um alle Vorgänge im Körper am Laufen zu

Kohlenhydrate	Fette	Eiweiße
Getreide, wie Weizen, Roggen, Dinkel, Hafer, Mais, Gerste, Reis, Einkorn, Hirse, Kamut, Emmer, Hafer	**Pflanzliche Öle**, wie Sonnenblumenöl, Rapsöl, Dieselöl	**Muskelfleisch** von Tieren, wie das Fleisch von Rindern, Schweinen, Schafen, Ziegen, Fisch, Geflügel
Getreideprodukte, wie Nudeln, Brot, Kuchen, Brötchen, Müslis, Müsliriegel	**Tierische Öle**, wie Krill-Öl, Fischöl, Lebertran	**Innereien von Tieren**, wie Herz, Niere, Lunge, Leber
Pseudogetreide (Körner, die nicht von Süßgräsern stammen), wie Amarant, Buchweizen, Quinoa, Chia	**Pflanzliche, feste Fette**, wie Kokosöl, gehärtetes Kokosfett, Margarine	**Hülsenfrüchte**, wie Linsen, Erbsen, Kichererbsen, Bohnen aller Art (z.B. grüne, weiße, rote, schwarze Bohnen, Sojabohnen, Feuerbohnen)
Obst, wie Äpfel, Bananen, Birnen, Kiwi, Kirschen, Mirabellen, Zwetschen, Beeren aller Art	**Tierische, feste Fette**, wie Schmalz, Talg, Ghee, Butter	**Milch** und (natürliche, also ungesüßte) **Milchprodukte**, wie Quark, Joghurt, Skyr, Hüttenkäse, Frischkäse, Käse, etc. von Schaf, Ziege und Kuh

Kohlenhydrate	Fette	Eiweiße
Gemüse und Salate, wie Tomaten, Kohl, Spargel, Spinat, Gurke, Zucchino, Kürbis, Auberginen, Blattsalate, Fenchel, Möhren, Rettich, Kartoffeln, Mangold, Oliven, Paprika, Pilze, Süßkartoffeln, Topinambur, Sellerie, Schwarzwurzeln, Bete, Lauchgemüse	**Vorwiegend fetthaltige Lebensmittel:** Fettfische, Pasteten, einige Wurstkonserven	**Meeresfrüchte,** wie Tintenfische, Meeresschnecken, Muscheln
Süßigkeiten und Fertigprodukte, wie Schokolade, Schokoriegel, aus industrieller Produktion stammende Backwaren, wie Kuchen, Waffeln, Kekse, Brote	**Früchte und Samen von Pflanzen,** wie Avocado, Nüsse, Mandeln, Saaten	**Vogeleier** von Huhn, Wachtel, Ente

Kohlenhydrate	Fette	Eiweiße
Zuckerhaltige Softdrinks, Eistees, Wellnessgetränke, die Zucker enthalten		**Proteinriegel, Proteinshakes, Proteinpulver** zum Abnehmen oder als sogenannte „Sportlernahrung" (meist industriell verarbeitete und aufgearbeitete Proteinquellen natürlichen Ursprungs, die mit verschiedenen Zuckerarten verarbeitet werden, z.B. Soja, Weizen, Molke)
Alkoholische Getränke, wie Bier, Wein, Liköre, Schnaps und Brände		**proteinhaltige Getränke,** wie Molke, Buttermilch, Milchshakes, künstliche Eiweißgetränke, Trinkjoghurt, Aira
Gezuckerte Joghurts, Quarkspeisen, Dickmilch Desserts, Milkshakes		

halten. Unser Nervensystem braucht sie, um Informationen zu übertragen. So kommen Denk- und Lernprozesse, aber auch die Steuerung unserer Bewegungen zustande. Auch die Muskeln, die die Bewegungen dann ermöglichen, brauchen Energie. Selbst jede einzelne Zelle benötigt kleine Mengen an Energie, um sich am Leben zu erhalten, aber auch, um ihre Funktion auszuführen. Leben ohne Energie ist einfach unmöglich.

Doch auch, wenn du es mal einige Zeit nicht schaffst, dich mit Energie aus Nahrungsmitteln zu versorgen, ist deine Existenz noch lange nicht gefährdet. Denn dein Körper hat einiges an Energie gespeichert. Dazu gibt es Glykogen Speicher in der Leber und in den Muskelzellen. Glykogen ist die Speicherform von Kohlenhydraten. Es handelt sich dabei um einen Einfachzucker, also einen Zucker, der nur aus einem Minimum an Molekülen zusammengesetzt ist. So steht er dem Körper sehr schnell zur Verfügung und wir können blitzschnell handeln und denken. Der Nachteil dieser Glykogen Speicher ist, dass sie recht schnell aufgebraucht sind.

Bei normaler Belastung reicht dieser Speicher etwa für einen Tag. Betreibst du an diesem Tag intensiv Sport, sind die Vorräte schon nach ca. 90 Minuten vollkommen leer. Immer vorausgesetzt, du hast keine Nahrung zu dir genommen.

Aber selbst dann hat dein Körper einen Plan B: Fettdepots. Vor allem rund um die Körpermitte lagert er nämlich überschüssige Energie in Fettzellen ein. Diese kann er dann, wenn alle Kohlenhydrate verbraucht sind, zur Energiegewinnung abschmelzen und „verbrennen". Mit diesen Fettdepots hat er, selbst wenn du sehr dünn bist, mehrere Wochen Energie. Kommt dann immer noch nichts, ist dein Körper darauf angewiesen, auch noch die eigenen Eiweiße, in erster Linie aus Muskelzellen, zur Energiegewinnung aufzulösen und zu verheizen.

Natürlich ist es mit diesen drei Nährstoffgruppen noch lange nicht getan. Denn neben diesen anteilsmäßig größten

Nährstoffen enthalten unsere Lebensmittel auch noch viele andere Stoffe. Einige davon sind dir sicher geläufig, andere vielleicht nicht so sehr.

Mikronährstoffe

Da solche Nährstoffe, gemessen an der Gesamtmenge, sehr klein sind, nennt man sie Mikronährstoffe. Doch was sind nun solche Mikronährstoffe? Zunächst sind es die berühmten Vitamine, aber auch Mineralstoffe sowie Bestandteile von Eiweißen, die man Aminosäuren nennt, sowie Bestandteile von Fetten, die man Fettsäuren nennt. Sie unterscheiden sich von den Makronährstoffen nicht nur durch ihre geringere Größe, sondern auch dadurch, dass sie dem Körper keine Energie liefern.

Sie sind am Stoffwechsel beteiligt, der innerhalb der Zellen unseres Körpers stattfindet. So helfen sie dabei, dass die Zellen und mit ihnen die Organe, die sie bilden, ihren Funktionen nachkommen können. Das ist zum Beispiel das Wachstum der Zellen, Organe und Gewebe, aber auch deren Reparatur. Sie sind im Spiel, wenn wir Blutzellen und Blutkörperchen bilden, im Nervensystem Informationen durch den Körper leiten, wenn wir Körperflüssigkeiten bilden und ausscheiden oder auch Hormone und andere Botenstoffe auf ihren Weg durch unser System schicken.

Unser Körper hat eine Vielzahl an Mechanismen, mit deren Hilfe er in Notzeiten lebenswichtige Stoffe selbst herstellen kann. Dazu baut er Zellen des Körpers ab und recycelt deren Grundbausteine. Dass dies jedoch nur eine Zeit lang gut gehen kann, ist ja leicht vorzustellen. Dazu kommt, dass er nicht alle Stoffe, die er benötigt, auch zu 100 % selbst zusammensetzen kann. So ist es vor allem bei den so wichtigen Vitaminen: Hier kann es schon recht schnell zu Mangelerscheinungen kommen. Starke körperliche Stress-Zustände und Krankheiten können zusätzlich Probleme bereiten, denn in solchen Phasen besteht oft ein erhöhter Bedarf an Vitaminen im Organismus.

Erstaunlicherweise ist es gerade heutzutage gar nicht so selten, dass wir zwar insgesamt viel zu viel Nahrung zu uns nehmen, aber trotzdem an einem Mangel lebensnotwendiger Vitamine und anderer Mikronährstoffe leiden. Das kommt oftmals davon, dass wir unseren Speiseplan vermehrt mit „Leeren Energieträgern" füllen. Also mit Lebensmitteln, die ihren Namen gar nicht verdienen. Denn statt uns alle Baustoffe sowie die Energie zu liefern, die der Körper benötigt, bringen sie fast ausschließlich Energie, dafür aber so gut wie keine Mikronährstoffe in den Körper. Bei vielen Menschen ist es so, dass ihr Körper sich verzweifelt nach Nahrung sehnt, da er hofft, die so dringend benötigten Nährstoffe zu bekommen. Eine Hungerattacke folgt der anderen. Doch die meiste Zeit wird er enttäuscht. Die Folge: Diese Menschen werden dick und krank.

Halten wir fest: Unsere Nahrung wird vom Körper in ihre kleinsten Einheiten zerlegt. Einige davon nennen wir Makronährstoffe. Das sind verhältnismäßig große Moleküle, die dem Körper Bausteine und Energie liefern. Sie werden in drei Gruppen eingeteilt: Kohlenhydrate, Proteine und Fette. Die Energiemenge, die diese Makronährstoffe enthalten, wird in Kilokalorien oder auch Kilojoule gemessen. Unsere Lebensmittel werden der Makronährstoffgruppe zugeordnet, deren Anteil am größten ist. Denn nur die allerwenigsten enthalten nur eine einzige Makronährstoffgruppe.

Neben den Makronährstoffen gibt es auch noch Mikronährstoffe. Die bekanntesten sind die Mineralien und Vitamine. Sie bringen keine Energie ein, sind aber sehr wichtig für unsere Gesundheit. Um gesund und schlank zu sein, müssen wir unserem Körper solche Mikronährstoffe in ausreichender Menge zur Verfügung stellen. Werden sie ihm dauerhaft vorenthalten oder besteht ein Mangel, werden wir krank. Deswegen versucht der Körper zu vermeiden, dass es zu solch einem Mangel kommt und er verlangt nach mehr Essen, in der Annahme, dass ihm dadurch mehr Mikronährstoffe geboten werden. Doch zu viel essen macht dick.

2.3   Wann Essen dick macht

Essen dient dazu, unseren Körper zu ernähren sowie kräftig und gesund zu erhalten. Meist klappt das auch, doch manchmal macht Essen vor allem eines: dick. Doch wie kommt das und welche Gründe kann es dafür geben? Schauen wir uns diese einmal der Reihe nach an:

Wir essen zu viel

Der Körper hat einen bestimmten Bedarf an Nahrungsmitteln und Energie. Die allermeiste Zeit unserer Entwicklungsgeschichte gab es keine Supermärkte. Stattdessen war man zeitlebens davon abhängig, sich seine Nahrungsmittel selbst zu beschaffen und zu Mahlzeiten zuzubereiten. Diese beiden Tätigkeiten waren meist sehr zeitintensiv und oft auch vom Zufall abhängig, sodass kaum ein Mensch ein Leben lang regelmäßig drei oder gar noch mehr Mahlzeiten täglich zu sich nehmen konnte. Ganz im Gegenteil – es kam immer wieder zu Nahrungsknappheiten. In kalten Landstrichen und während Eiszeiten, in erster Linie zum Ende des Winters hin. Dann waren angelegte Vorräte meist aufgebraucht oder verdorben und an pflanzliche und oft genug auch tierische Nahrung war nicht heranzukommen. Da konnte nur Jagdglück das Überleben der Gemeinschaft sichern.

Aber die Natur hatte sich einige entsprechende Taktiken einfallen lassen, um das Überleben von Mensch und Tier zu gewährleisten. So ist es für uns Menschen und auch viele Tierarten möglich, in Zeiten eines Nahrungsüberangebots Energie in unseren Körpern zu speichern. Das geht sogar auf zwei verschiedene Arten. Einmal für kurzzeitige Engpässe, aber auch für längerfristigen Nahrungsmangel. Beide Speicher werden gefüllt, sobald es irgendwie geht.

Die schlechte Nachricht dabei ist aber leider, dass bei der langfristigen Version die Energie in Form von unschönen Fettpolstern gespeichert werden muss. Dein Körper meint es also eigentlich gut, doch zu viele Fettreserven sind nicht nur ein Schönheitsproblem, sondern können deiner Gesundheit dauerhaft schaden. Um deine Figur schlank zu halten, musst du also darauf achten, dass du nicht mehr Energie zu dir nimmst, als dein Körper verbrauchen kann. Und wenn du schon mehr Fettpolster angelegt hast, als gut sind, musst du dem Körper Gelegenheit geben, diese wieder abzubauen.

Wir essen das Falsche

In unserer Entstehungsgeschichte war es immer wichtig, dass wir möglichst bevorzugt Lebensmittel zu uns nehmen, die eine hohe Energiedichte haben. Denn dadurch kann der Körper Reserven für Notzeiten anlegen. Das war so lange sinnvoll, wie die meisten Nahrungsmittel möglichst naturbelassen waren. Heutzutage ist unsere Lebensmittel-Technik jedoch inzwischen so weit, dass es ganz leicht und vor allem kostengünstig ist, Produkte herzustellen, die dieser natürlichen Vorliebe gerecht werden. Industriell hergestellte Lebensmittel enthalten sehr oft eine große Menge Energie, aber nur sehr wenige Nährstoffe. Damit sie den Geschmack und die Vorstellungen der meisten Konsumenten entsprechen, werden ihnen die verschiedensten Ergänzungsmittel zugesetzt.

Dann ist es ja auch noch wichtig, dass die Produkte gut und vor allem lange zu lagern sind. Also setzt man auch noch Konservierungsmittel zu und erhitzt die Lebensmittel, um sie keimfrei zu machen. Beides ist jedoch leider gar nicht gut für unsere Gesundheit und schon gar nicht für unsere Figur. Auch andere Lebensmittel, die wir vielleicht selbst herstellen, die aber mehr Energie bringen und weniger Nährstoffe liefern, als gut für uns wäre, lassen unsere Figur leiden.

Es ist also wichtig, dass du dir darüber im Klaren bist, wie hoch dein täglicher Energieverbrauch ist. Doch wie bekommst du das heraus?

Dein täglicher Energiebedarf ergibt sich aus drei Größen:

1. Dem **Grundumsatz** – das ist der Energieverbrauch deines Körpers, um alle überlebenswichtigen Funktionen aufrechtzuerhalten. Das sind zum Beispiel die Atmung, die Erzeugung von Körperwärme, der Stoffwechsel in den Zellen deines Körpers und der Herzschlag. Der Grundumsatz ist abhängig von deiner Körperlänge, dem Gewicht, dem Geschlecht und deinem Alter.

2. Dem **Leistungsumsatz** – dieser umfasst jede Art von körperlicher Arbeit, also alle Bewegungen, Denkleistungen, aber auch das Wachstum – dein eigenes, aber auch das eines Kindes, während der Schwangerschaft. All das sind Faktoren, die den Leistungsumsatz beeinflussen.

3. Der **Thermogenese** – dies ist ein Ausdruck, der aus dem Griechischen kommt. Er bedeutet frei übersetzt so viel wie: Wärmeerzeugung. Als Thermogenese bezeichnet man all die Energie, die dein Körper entwickelt, weil er Muskelarbeit, Verdauung und Stoffwechselarbeiten vornimmt. Denn all deine Nahrungsmittel müssen solche Stoffwechselvorgänge durchlaufen, damit du sie in deinem Körper sinnvoll weiterverwenden kannst. Deinem Körper bringt eine Wurstsemmel nämlich erst einmal gar nichts. Im Gegenteil: sie ist zunächst nur ein Fremdkörper, den er so lange bekämpft, bis sie in ihre mikroskopisch kleinen Einzelteile zerlegt wurde. Das erledigst du in deinem Körper durch einen Prozess, den man Verdauung nennt. Anschließend geht es aber noch weiter. Jetzt, da nur noch die allerkleinsten Bausteine der Nahrung vorhanden sind, können sie in die Zellen aufgenommen werden. Hier werden sie dann, je nach

Bedarf, als Energielieferanten oder auch als Bausteine für Organe, Gewebe und die verschiedensten Zellen und vieles anderes verwendet.

Ganz gleich, ob das Abwehrzellen, Organzellen, Hautzellen, Blutzellen oder sonstige Zellen sind. Alle benötigen die einzelnen Bestandteile aus unserer Nahrung, um hergestellt und „betrieben" zu werden. Auf Zellebene geht es ständig hoch her. Denn dein Körper ist unablässig dabei, neue Zellen zu bilden und alte und schadhafte aufzulösen und zu recyceln. Wenn er dabei auf hochwertige Nahrungsbestandteile zurückgreifen kann, ist das sehr gut für ihn. Klappt das aber einmal eine Zeit lang nicht, kann er auch mit dieser Situation umgehen. Er nimmt dann, wie gesagt, auch die Bausteine aus alten und fehlerhaften Zellen als Ausgangsmaterial. Doch dauerhaft sollte solch ein Mangelzustand nicht sein. Besser, du achtest darauf, regelmäßig hochwertige Nahrung zu dir zu nehmen.

Als **Faustformel für den Grundumsatz** deines Körpers kannst du annehmen:

Grundumsatz = 1 kcal pro Kilogramm Körpergewicht pro Stunde

Beispiel: Wiegst du 90 kg, dann errechnet sich dein täglicher Grundumsatz folgendermaßen:

1 (kcal) x 90 (kg) x 24 (Stunden) = 2.160 kcal / 24 h.

Das ist natürlich nur ein grober Wert. Wenn du es ganz genau wissen möchtest, kannst du den Ruhe-Umsatz auch mit der Harris-Benedict-Formel errechnen. Diese sieht zwei verschiedene Formeln vor, je nachdem, ob du eine Frau oder ein Mann bist.

Für die Herren der Schöpfung lautet sie:

Grundumsatz Mann (m, l, t) = (66,5 + 13,7 / kg x m + 5,0/cm x l - 6,8/a x t) kcal / 24 h

Für das schöne Geschlecht sieht die Formel so aus:

Grundumsatz Frau (m, l, t) = (655 + 9,6 / kg x m+ 1,8 / cm x l - 4,7/a x t) kcal / 24 h

Sieht unglaublich aus, was? Ist aber eigentlich gar nicht so schwer. Lass uns einfach einmal ein Beispiel für beide Geschlechter machen. Wichtig zu wissen ist, dass m, l und t in der Klammer einfach nur folgendes bedeuten:

m = Masse in kg

l = Länge in cm

t = Alter in Jahren

So ergibt sich doch schon gleich ein deutlicheres Bild. Nehmen wir also an, unser Max Mustermann wiegt 115 kg, ist 189 cm groß und 45 Jahre alt. Dann ergibt sich folgende Rechnung:

Grundumsatz Max = (66,5 + 13,7 x 115 + 5,0 x 189 - 6,8 x 45) kcal / 24 h = (66,5 + 1.575,5 + 945 - 306) kcal / 24 h = 2.281 kcal / 24 h

Im Falle, dass Maximiliane Mustermann 90 kg wiegt, 170 cm groß ist und 41 Jahre alt ist, muss sie folgende Rechnung aufstellen:

Grundumsatz Maximiliane = (655 + 9,6 x 90 + 1,8 x 170 - 4,7 x 41) kcal / 24 h = (655 + 864 + 306 - 192,7) kcal / 24 h = 1.642,3 kcal / 24 h

Um den tatsächlichen Energieumsatz zu ermitteln, den du an einem durchschnittlichen Tag hast, musst du allerdings dann noch einen weiteren Faktor hinzufügen. Diesen nennt man PAL-Faktor. Er variiert, je nachdem, wie viel Bewegung du in deinem Alltag eingebaut hast. Du suchst dir also aus der folgenden Liste den Wert aus, der deinen Lebensumständen entspricht, und multiplizierst ihn mit dem Wert des Grundumsatzes.

PAL-Faktor	Alltagsgewohnheiten
1,2	Nur liegen oder sitzen, vor allem gebrechliche und bettlägerige Menschen.
1,3-1,5	Vornehmlich sitzen, auch in der Freizeit.
1,6-1,7	Sitzen und gehen im Arbeitsalltag, zum Beispiel Verkäufer
1,8-1,9	Sehr viel gehen und stehen – Kellner, Handwerker
2,0-2,4	körperlich anstrengende Tätigkeiten – Landwirte, Leistungssportler, Bauarbeiter

Wenn wir diese Tabelle nun auf Max und Maximiliane Mustermann anwenden möchten, können wir das so machen: Max arbeitet als Handwerker und in seiner Freizeit sieht man ihn fast die ganze Zeit auf dem Fußballplatz. Nehmen wir für ihn, als Beispiel, einen PAL-Faktor von 2,0. Bei Maximiliane sieht es anders aus. Als Kellnerin ist sie viel beschäftigt und ist abends einfach zu müde, um noch Sport zu machen. Für sie nehmen wir einen PAL-Faktor von 1,8. Dann sieht die Rechnung am Ende so aus:

Max: 2.281 kcal x 2,0 = 4.562 kcal sind also die tägliche Kalorienmenge, bei der er sein Gewicht mühelos halten kann. Isst und trinkt er jedoch täglich so viel, dass er diese Kalorienmenge überschreitet, wird er unweigerlich zunehmen.

Möchte er erfolgreich abnehmen, sollte er seine tägliche Kalorienmenge um die Hälfte des Leistungsumsatzes reduzieren. Diesen Leistungsumsatz errechnest du aus dem Grundumsatz x (PAL-Faktor - 1). Im Fall von Max ist der Grundumsatz 2.281 kcal. Reduziert er also seinen Gesamtumsatz von 4.562 kcal um die Hälfte seines Leistungsumsatzes (also 2.281 / 2 = 1.140,5), ergeben sich 3.421,5 kcal, die er jeden Tag zu sich nehmen und dabei abnehmen kann.

Maximiliane hat einen Grundumsatz von 1.642,3 kcal. Aus diesem errechnet sich der Gesamtumsatz, indem du den PAL-Faktor multiplizierst, also 1.642,3 x 1,8 = 2.956,14 kcal. Diese kann sie täglich zu sich nehmen, wenn sie ihr Gewicht halten möchte. Geht sie dauerhaft darüber, wird sie zunehmen. Die Kalorienzahl, bei der sie auf Dauer abnehmen wird, beträgt 2.956,14 - (1.642,3 x (1,8-1) /2) = 2.299,2 kcal.

Schaffst du es also, deine Rezepte so abzuändern, dass sie zwar fast genauso schmecken, aber weniger Energie und dabei mehr Mikronährstoffe enthalten, kannst du mit Genuss abnehmen und gesund bleiben.

Und wer kann dir dabei besser helfen, als dein Thermomix?

Ist es nicht der Thermomix, der dir viel mühselige Arbeit abnimmt bei der täglichen, frischen Zubereitung deiner Mahlzeiten? Der auf unnötiges Fett verzichtet und stattdessen durch vitaminschonendes Dampfgaren den Geschmack und die wertvollen Inhaltsstoffe deiner leckeren Lebensmittel bewahrt? Die vielen Funktionen, über die dein Thermomix verfügt, helfen dir darüber hinaus auch beim Backen deiner Figur-freundlichen Lieblingsrezepte.

Halten wir fest: Essen macht in erster Linie dann dick, wenn anstatt wertvoller Inhaltsstoffe wie Vitaminen und Mineralien vor allem leere Kalorien in ihnen stecken. Dies bewirkt nämlich, dass dein Körper immer wieder nach mehr Nahrung verlangt. Doch statt der erhofften Nährstoffe erhält er nur ein Übermaß an Energie. Doch übrige Energie wird er als Energiereserve für

Notzeiten als Fettzellen einspeichern. Das Ergebnis: Du baust immer mehr Fettzellen auf und nimmst zu.

Bitte beachte: Manchmal scheint es unerklärlich zu sein, warum du, trotz aller Versuche, kein Gewicht verlieren kannst. Alle Diäten bleiben erfolglos oder schlagen kaum an. Kaum hast du sie beendet, ist das Gewicht ganz schnell wieder beim Alten, obwohl du dich wirklich ganz streng kalorienarm und gesund ernährt hast.

In solch einem Fall solltest du dich unbedingt an deinen Arzt oder Heilpraktiker wenden. Er/sie kann abklären, ob du an einem gesundheitlichen Problem leidest, das verhindert, dass du abnehmen kannst. Solch ein Problem kann zum Beispiel eine Nahrungsmittelunverträglichkeit oder auch eine Allergie sein, die bisher noch niemand festgestellt hat.

Vermutest du dies, wende dich an eine Fachkraft, die sich auf Ernährung, sowie Nahrungsmittelunverträglichkeiten oder auch Allergien spezialisiert hat, dann wirst du am schnellsten Erfolg haben.

Hast du erst einmal den Übeltäter ausgemacht, sollte es mit dem Abnehmen deutlich besser klappen. Vielleicht ist es sogar möglich, dass du irgendwann, wenn sich dein Organismus wieder beruhigt hat, dieses Nahrungsmittel wieder in kleinen Mengen zu dir nehmen kannst. Wie gesagt, ob dies bei dir der Fall ist, besprichst du am besten zusammen mit deinem behandelnden Arzt oder Heilpraktiker.

2.4 Die spannende Geschichte von Brot

Seit mindestens 11.000 Jahren beten Menschen um ihr tägliches Brot. Denn, so haben Wissenschaftler herausgefunden, in dieser Zeit begannen unsere Vorfahren wohl damit, sich nicht mehr damit zufriedenzugeben, ihre Körner lustlos und vor allem trocken, im Mund zu zerkauen. Stattdessen begannen sie damit, die ersten Körner von Einkorn und Emmer mit Steinen zu zerstoßen und in Wasser und anderen Flüssigkeiten einzuweichen. So entstanden wohl die ersten Getreidebreie, die auch heute noch für den größten Teil der Menschheit eine sehr wichtige Nahrungsgrundlage darstellen (siehe Polenta, Porridge, Grütze, Bulgur, Risotto, Couscous, Fufu, Gofio, Milchreis etc.). So blieb es wohl auch wieder eine Weile, bis irgendeinem Genie, ob unfreiwillig oder in einem Anfall von Inspiration, etwas von seinem Getreidebrei auf einen heißen Stein floss. Innerhalb kurzer Zeit begann der Brei damit, zu einem, wenn auch noch recht simplen, Fladenbrot zu vertrocknen.

Sicher dauerte es auch nicht mehr lange, bis die ersten findigen Geister herausfanden, dass dieses Fladenbrot erstaunlich lange haltbar war. Denn während man einen einmal eingeweichten Getreidebrei ohne Kühlung innerhalb von Stunden aufbrauchen musste, hielt sich dieses neue, trockene Fladenbrot auch über einen längeren Zeitraum und eignete sich, sozusagen als urzeitliches Fastfood, sehr gut dazu, auch unterwegs gegessen zu werden. Für Menschen, die noch regelmäßig auf die Jagd gingen und noch über keine Transportmittel verfügten, ein entscheidender Vorteil!

Wahrscheinlich waren es die alten Ägypter, die dann die ersten Brote entwickelten, welche dann auch unseren Qualitätsansprüchen genügen würden. Zumindest stammen die ältesten Funde von antiken Bäckereien, die mit heißen Tontöpfen und ersten Öfen ausgestattet waren, aus ihren Regionen und werden auf ein Alter von ca. 6.000 Jahren datiert. Damit können wir wohl davon ausgehen, dass die Ägypter die ersten modernen Brote buken.

Dies kann man vor allem deshalb annehmen, da man auch herausgefunden hat, dass die alten Ägypter dem Geheimnis auf die Spur kamen, wie man anstatt der harten, flachen Fladen ein fluffiges Gebäck erzeugen kann. Indem sie ihre Brotteige eine Zeit lang stehen ließen, machten sich Milchsäurebakterien und Hefen aus der Luft daran, den Teig gären zu lassen. Das heißt, sie vermehrten sich munter im Teig und durch ihre Stoffwechselprozesse entstand das Kohlenstoffdioxid, das den Teig aufgehen lässt und ihn auflockert.

Die Ägypter haben sich so sehr ins Zeug gelegt, dass sie immerhin schon mehr als 30 Brotsorten entwickelten, weswegen sie von ihren, an Getreidebreie gewohnten Nachbarn gerne die „Brotesser" genannt wurden. Heute würden wohl vor allem wir Deutschen diese Bezeichnung verdienen, denn inzwischen kennt man hier offiziell deutlich mehr als 300 Brotsorten. Da sind Brötchen, Brezel und Süßgebäcke noch gar nicht mit eingerechnet.

Denn allein für Süßgebäcke kennen wir mindestens elf verschiedene Teigarten, aus denen wir, ganz nach Lust und Laune, tausende und abertausende von köstlichen Kreationen schaffen können. Dabei werden diese vielen Teigwaren noch mit den vielfältigsten Zutaten kombiniert, dekoriert, ergänzt und aufgepeppt, um so immer wieder neue Kreationen genießen zu können.

Kein Wunder, dass man da gar nicht genug bekommen kann, bei der Vielfalt.

2.5 Was du bei Backwaren beachten musst, um abzunehmen

Doch was musst du beachten, damit du mit deinen Backwaren abnehmen kannst?

Eine der Maßnahmen ist es, die Zutaten schlanker zu machen! Denn in Backwaren kann es eine Menge Inhaltsstoffe geben, die für unschöne Fettpölsterchen sorgen können.

Da sind zunächst die Energiebomben zu nennen, die dafür sorgen, dass du bereits nach dem Genuss von kleinen Mengen der Leckereien schon mehr Energie zu dir nimmst, als dein Körper verbraucht. Das bedeutet, dass dein Magen vielleicht noch gar keine Sättigungssignale aussendet, du aber schon viel zu viele Kalorien zu dir genommen hast.

Aber auch Zutaten, mit hohem glykämischen Index stellen eine Gefahr für deine Figur dar! Doch was bedeutet „hoher glykämischer Index"?

Bei diesem Begriff dreht sich alles um Zucker. Dazu musst du wissen, dass wir Zucker zum Überleben brauchen. Jede Zelle verwendet ihn als Energielieferanten. Deswegen transportiert unser Organismus den Zucker ständig mithilfe unseres Blutes. So kann der Zucker überall dorthin gelangen, wo er benötigt wird. Doch was zu viel ist, ist zu viel. Deswegen brauchen wir einen Mechanismus, der den Blutzuckerspiegel reguliert. Im Wesentlichen sind dafür die beiden Hormone Insulin und Glukagon verantwortlich. Während Glukagon den Blutzuckerspiegel steigen lässt, senkt ihn Insulin ab. Unsere Bauchspeicheldrüse ist das Organ, das diese beiden Hormone produziert und ausschüttet. Ist unser Blutzuckerspiegel zu niedrig und keine Nahrung ist in Sicht, schüttet die Bauchspeicheldrüse Glukagon aus. Nun beginnen die Leber sowie Muskelzellen damit, das in ihnen gespeicherte Glykogen zu Glukose abzubauen und ins Blut abzugeben. Umgekehrt schüttet die Bauchspeicheldrüse Insulin aus, wenn der Blutzuckerspiegel zu hoch ist. Dadurch nehmen die Körperzellen vermehrt Glukose auf und die Leber sowie die Muskelzellen bauen diese Glukose in die Speicherform Glykogen um, damit sie wieder eingelagert werden kann. Denn dieses Mehr an Zucker kann gar nicht schnell genug als Energie verbraucht werden und landet somit in den Speichern und letztendlich in den Fettpölsterchen.

Haben Lebensmittel einen hohen glykämischen Index, führt dies dazu, dass sie den Blutzuckerspiegel entweder sehr schnell hoch treiben oder ihn lange auf einem hohen Niveau halten. Als Folge davon schüttet der Organismus vermehrt Insulin aus. Was wiederum dazu führt, dass die Muskel- und Fettzellen vermehrt Glukose aufnehmen und dass wir vermehrt Fett im Körper einlagern. Sind nämlich die Glykogen Speicher von Muskeln und Leber gefüllt, wird die überschüssige Energie umgewandelt und als Fettzellen für Notzeiten eingelagert, wodurch sie kurzfristig nicht mehr zur Verfügung steht.

Schon nach 2 – 4 Stunden erhält der Körper die Information, dass der Blutzuckerspiegel inzwischen wieder derart abgesunken ist, dass es notwendig ist, schnellstens wieder etwas zu essen. Appetit und Hunger stellen sich ein, der Teufelskreis beginnt von vorn.

Alle Lebensmittel, die Stärke (ein komplexer Zucker, auch Mehrfachzucker genannt und deshalb ein Kohlenhydrat) enthalten, haben einen glykämischen Index. Denn diese Stärke bauen wir im Verdauungs- und Verstoffwechselungs-Prozess in Einfachzucker, wie zum Beispiel Glukose um.

Die Stärke spielt für Pflanzen die gleiche Rolle wie Glykogen für Tiere und Menschen. Sie ist speicherbare Energie. Diese dient einerseits der erwachsenen Pflanze als Energielieferant in schlechten Zeiten, in denen nicht genügend Nährstoffe oder Wasser zur Verfügung stehen. Andererseits enthalten auch Samen und Knollen große Mengen an Stärke. Sie dienen der jungen Generation als Starthilfe, damit sie sich auch schon dann mit ausreichend Energie versorgen kann, wenn ihre Wurzeln noch nicht ausreichend ausgebildet sind, um diese Energie aus dem Erdboden aufzunehmen. Gleichzeitig stellt sie für uns Menschen und alle pflanzenfressenden Tiere die wichtigste Energiequelle dar.

Wie hoch der glykämische Index eines pflanzlichen Lebensmittels letztendlich ist, hängt von einigen Faktoren ab und kann sogar bei ein und demselben Produkt erheblich schwanken. Diese Faktoren sind die Einflüsse, denen diese Stärke ausgesetzt ist, beziehungsweise war, z.B. Wasser, Verarbeitungsgrad, Kälte, Erhitzung, sowie Reifezeit bei Obst- und Gemüse.

Denn diese Faktoren verändern die enthaltene Stärke und Stärke ist keinesfalls gleich Stärke. Vielmehr kann sie sich in Bezug auf ihre Verdaulichkeit in unserem Darm erheblich unterscheiden. Verdaulich bedeutet, dass wir in unserem Verdauungstrakt beginnen, die Stärke in Zucker umzuwandeln. Mit dieser Verdauungsarbeit startet schon der Speichel in der Mundhöhle, denn der Speichel enthält Amylase, ein Enzym, das darauf spezialisiert ist, Stärke aufzuspalten. Je besser es der Verdauung gelingt, die enthaltene Stärke in Zucker umzuwandeln, desto mehr Zucker gelangt also über die Darmwände in die Blutbahn - der glykämische Index ist also höher.

Es wird dich bestimmt überraschen zu erfahren, dass zum Beispiel der glykämische Index von Pommes Frites und anderen frittierten Kartoffelgerichten (glykämischer Index 90) höher ist als der von Haushaltszucker (glykämischer Index 70). Das bedeutet, dass du mit größerer Wahrscheinlichkeit überschüssige Energie aus Pommes auf deinen Hüften einlagern würdest, als wenn du die gleiche Energiemenge aus reinem Weißzucker zu dir nehmen würdest!

Was bei Lebensmitteln passiert, die einen hohen glykämischen Index haben, ist, dass sie schnell viel, oder lange den Blutzuckerspiegel ansteigen lassen. Dies bewirkt, dass der Körper schnell gegensteuert und im Anschluss der Blutzuckerspiegel wieder sehr stark absinkt. Das signalisiert dir dann wiederum, dass du schnell Nahrung zu dir nehmen solltest, die den Blutzuckerspiegel wieder ansteigen lässt. Und schon beginnt der Teufelskreis von vorne.

Wissenschaftler haben außerdem auch herausgefunden, dass vor allen die raffinierten Kohlenhydrate, die in sehr vielen Lebensmitteln mit hohem glykämischen Index vorkommen, die Suchtzentren in unserem Gehirn aktivieren. Das bedeutet, wir werden süchtig nach ihnen! Es ist also sehr wichtig, wenn du abnehmen oder deine Figur halten möchtest, dass du vornehmlich mit Zutaten bäckst, die einen niedrigen glykämischen Index haben.

Dazu gehören zum Beispiel Vollkornmehle, Pseudogetreide, Hülsenfrüchte, ungesüßte Milchprodukte, Hartweizengrieß, Gemüse und Früchte.

Lass uns dazu und weiterführend zum nächsten Thema einmal ein Beispiel betrachten: Die Stärke, die in Haferschleim, Weißbrot und Cornflakes enthalten ist, kann fast vollständig im Dünndarm abgebaut und in den Körper aufgenommen werden. Das bedeutet, dass die Energie, die diese drei Nahrungsmittel einbringen, fast vollständig vom Körper verwendet werden kann.

Anders sieht es bei unreifen Bananen, Vollkornprodukten und ungekochten Kartoffeln aus: Die in ihnen enthaltenen Stärkearten sind für unseren Körper fast nicht aufzulösen und können uns also auch nicht direkt als Energielieferant dienen. Die Energie, die wir nicht aufnehmen können, macht uns jedoch auch nicht dick. Diese auch „resistente" genannte Stärke dient zum Teil als Futter für unsere gesunden Darmbakterien, was unserer Gesundheit dient. Sie macht etwa 10 % aller Stärke aus, die wir zu uns nehmen. Der allergrößte Teil dieser Stärke wird fast vollständig wieder ausgeschieden.

Das ist auch der Grund, warum Kartoffeln und oft genug auch grüne Bananen zunächst erhitzt werden, bevor sie gegessen werden. Bei Bananen ist dies zwar nicht notwendig, da diese ja auch noch wunderbar nachreifen, wenn sie schon geerntet wurden, aber es ist in ihren Herkunftsländern durchaus üblich sie in gekochten und gebackenen Gerichten zu verwenden.

Bei der Reifung der Bananen passiert Folgendes: Die enthaltene, schwer verdauliche Stärke wandelt sich nach und nach in Zucker um. Deswegen schmecken gelbe und vor allem überreife, schwarze Bananen sehr viel süßer als ihre grünen Kollegen.

Auch Vollkornprodukte wie Mehl, Schrot, Kleie etc. werden oft behandelt, bevor sie zu einem Lebensmittel weiterverarbeitet werden. Zum Beispiel, indem sie versäuert werden. Der Sauerteig, der dabei zugegeben wird, enthält Hefepilze und Milchsäurebakterien. Diese kommen ganz natürlich in unserer Luft vor, weswegen es eigentlich ganz einfach ist, einen Sauerteig selbst anzusetzen. Zwar trauen sich nur wenige Menschen dies auch zu tun, doch mit dem folgenden Rezept und ein wenig Geduld wird das auch dir ganz einfach gelingen. So werden deine Teige und damit am Ende auch deine Brote aromatischer, geschmacksintensiver, leichter formbar und sogar besser verdaulich. Vor allem Brote, die Roggenmehl enthalten, profitieren sehr von einer Säuerung, beziehungsweise reine Roggenbrote wären gar nicht backfähig, ohne Versäuerung. Selbst auf die Krume und die Haltbarkeit hat das Versäuern einen positiven Einfluss. Alles wunderbare Gründe, um es doch einmal mit einem Sauerteig zu versuchen.

Rezept: Sauerteig

Den Sauerteig solltest du spätestens am Vortag herstellen, denn dann hast du am nächsten Tag einen guten Sauerteig, den du nur noch dem eigentlichen Brotteig zufügen musst. Am besten ist es jedoch, wenn du immer eine kleine Menge Sauerteig im Haus hast. Den kannst du regelmäßig „füttern" und pflegen. Wenn du dann Brot bäckst, nimmst du nur so viel Sauerteig, wie du benötigst, und achtest darauf, mindestens 100 g Sauerteig zu verwahren. Dein Sauerteig wird mit der Zeit immer besser, sowohl was seinen Säuregehalt und damit das Aroma angeht, das er in den Teig einbringt, wie auch seine Backeigenschaften. Der Sauerteig ist ein wertvolles Backtriebmittel, denn während dein gesäuerter Brotteig ruht, ernähren und vermehren sich die Kulturen deines Sauerteiges fleißig und erzeugen dabei Kohlenstoffdioxid. Das erzeugt die charakteristischen Luftlöcher im Teig. So geht er schön auf, bekommt seine bekannte, üppige Laib Form und eine saftige, lockere Krume.

Wiege für den ersten Ansatz deines Sauerteigs

- 300 g Roggenmehl
- 500 g lauwarmes Wasser

in deinen Mixtopf ein. Gib zusätzlich noch

- 1 Teelöffel Honig
- 1 Teelöffel feines Salz

dazu. Nun stellst du die Temperatur auf 37 °C ein und schaltest für 5 Sekunden auf Stufe 2.

Anschließend kannst du deinen Sauerteig in ein Schraubglas oder eine Schüssel umfüllen und zugedeckt an einem warmen Ort säuern lassen. Achte darauf, dass der Deckel nicht vollständig schließt, denn während dein Sauerteig gärt, muss das entstehende Gas entweichen können. Je nach Witterung dauert der erste Ansatz etwa 24 h, je wärmer es ist, desto schneller klappt es. Die ideale Gärtemperatur beträgt zwischen 25 und 30 °C. Achte darauf, dass sie nicht kühler, aber auch nicht wärmer ist. Denn ist die Temperatur zu kühl, kann es passieren, dass die Gärung gar nicht richtig stattfindet, ist sie hingegen zu hoch, kann sich der Geschmack des Sauerteigs negativ verändern. Er wird dann schlimmstenfalls fade.

Wenn die Außenbedingungen in deiner Küche nicht passen, dann kannst du deinen Sauerteig auch in den Backofen stellen und einfach nur das Licht einstellen. Dann sollte er etwa 28 °C erzeugen, was perfekt für die Kulturen ist.

Dein Thermomix wäre nicht der beste Küchenroboter auf dem Markt, wenn du mit seiner Hilfe nicht auch Korn perfekt mahlen könntest. Deswegen möchte ich dir hier noch ein Rezept vorstellen, bei dem du das volle Korn verwenden kannst. Mir persönlich gefällt diese Methode, den Sauerteig anzusetzen besser als die vorangegangene, da er länger gärt. Dies verbessert die Qualität des Sauerteigs und du hast vom ersten

Backversuch an schon ein gutes und würziges Ergebnis.

> **TIPP:** Vor allem, wenn du eine Neigung zu Gluten Unverträglichkeit hast, solltest du immer auf eine lange Teigführung bei deinen Backwaren achten. Sie bewirkt, dass das Mehl und die darin enthaltenen Eiweiße sich chemisch verändern. Dies macht sie für deinen Darm leichter verdaulich und lässt häufig solche Unverträglichkeiten verschwinden. Sollte dies nicht genügen, musst du auf Dauer wohl oder übel auf alle Mehle verzichten, die Gluten enthalten. Doch ich denke, einen Versuch ist es wert. Was meinst du?

Rezept: Traditioneller Sauerteig mit frisch gemahlenem Mehl

Wiege am ersten Tag

- 100 g Roggenkörner in deinen Mixtopf ein.

Diese lässt du dann auf Stufe 10 für 1 Minute mahlen, um ein feines Mehl zu erzeugen. Gieße anschließend

- 100 g warmes Wasser dazu

und vermische die Zutaten für 5 Sekunden auf Stufe 3. Gieße den Teig danach in eine Schüssel oder ein großes Glas, decke ihn ab und lasse ihn anschließend bei einer Temperatur von 25 – 30 °C gären. Am folgenden Tag mahlst du wieder

- 100 g Roggenkörner,

genau wie am Vortag für 1 Minute auf Stufe 10 im Thermomix. Lasse das frische Mehl im Mixtopf und gib den Ansatz des Vortags und erneut

- 100 g lauwarmes Wasser dazu.

Vermenge die Masse auf Stufe 3 für 5 Sekunden. Anschließend wieder in eine Schüssel oder Glas umfüllen und erneut für 24 h an einem warmen Ort gären lassen.

Am dritten Tag gibst du

- 200 g Roggenkörner in den Mixtopf

und mahlst sie auf Stufe 10 für 1 Minute. Dann gibst du den gegorenen Ansatz in den Mixtopf dazu und wiegst

- 200 g lauwarmes Wasser ein.

Nun den Sauerteig Ansatz wieder auf Stufe 3 für 5 Sekunden vermischen, bevor du erneut umfüllst. Am folgenden Tag siehst du dann, wie schön dein Sauerteig aufgegangen ist und das säuerliche, fruchtige Aroma zeigt dir an, dass dein Sauerteig nun fertig ist. Wenn du möchtest, kannst du dir mit einem sauberen Löffel ein wenig von dem Teig abnehmen, um ihn zu probieren. Du siehst, wie säuerlich und gleichzeitig würzig er schmeckt.

Da dein Sauerteig ja ein langes Leben haben kann und auch möglichst haben sollte, ist es wichtig, dass du allgemein auf Sauberkeit achtest. So verhinderst du, dass fremde Kulturen, etwa aus deinem Speichel, oder auch Schimmelsporen in deinen Sauerteig geraten und ihn vernichten.

Prüfe auch immer, bevor du einen Sauerteig verwendest, dass er weiterhin seine typische Erscheinung und Duft hat. Im Zweifelsfall verwirf ihn lieber und mache einen neuen Ansatz.

TIPP: Du kannst und solltest Sauerteig lange aufbewahren, idealerweise jahrelang. Denn er wird in seinen Eigenschaften und seiner Qualität immer besser, je älter er ist. Voraussetzung dazu ist allerdings, dass du ihn entsprechend pflegst.

Ein absolutes No-Go ist jeder Hinweis auf Schimmelbildung. Kannst du in irgendeiner Weise Schimmel auf der Oberfläche deines Sauerteiges erkennen, musst du ihn unbedingt verwerfen und einen neuen machen. Auch der typische muffig, schimmlige Geruch sollte Anlass sein, deinen Sauerteig vorsichtshalber wegzuschütten und lieber einen neuen anzusetzen.

Der Geruch eines „gesunden" Sauerteigs variiert von leicht säuerlich bis hin zu verfaulten Eiern. Das ist absolut in Ordnung so und darf auch so sein. Welche Geruchsnote vorherrscht, hängt in erster Linie davon ab, welche Mikroben Arten die Oberhand in deinem Sauerteig haben.

Um viele Jahre erfolgreich mit deinem Sauerteig Ansatz backen zu können, musst du ihn regelmäßig füttern. Denn die Mikroben, die in ihm aktiv sind, brauchen eine Lebensgrundlage.

Doch wie kannst du feststellen, wann der richtige Zeitpunkt zum Füttern ist? Deinem Teig sind sowohl Uhr, als auch Kalender ziemlich egal. Er gibt dir ganz klare Anweisungen, wann er gefüttert werden möchte. Du musst nur lernen, sie zu erkennen. Das ist jedoch ganz einfach.

Dein Sauerteig ist bei Zimmertemperatur besonders aktiv. Stellst du ihn jedoch in den Kühlschrank, wird er sehr viel langsamer wachsen. Doch weniger Wachstum bedeutet gleichzeitig auch weniger Hunger. Immer wenn du keinen frischen Sauerteig benötigst, kannst du ihn also im Kühlschrank aufbewahren.

Dort wird er weiterwachsen. Nur eben wesentlich langsamer. Deshalb ist es wichtig, dass du ihn in einem deutlich größeren Gefäß aufbewahrst, als das, welches er am ersten Tag benötigt. Hat er sein maximales Volumen erreicht und ist kurz davor, wieder in sich zusammenzufallen, ist es nötig, dass du ihn fütterst.

Beim ersten Mal Füttern nimmst du von deinem fertigen Sauerteig Ansatz 10 g ab. Diese gibst du in den Mixtopf deines Thermomix, indem du zuvor bei Bedarf 50 g Roggenmehl gemahlen hast. Wiege 50 g lauwarmes Wasser dazu und vermische alles auf Stufe 3 für 4 – 5 Sekunden.

Lasse diesen neuen Ansatz für 8 – 15 Stunden in einem Glas oder einer Schüssel zugedeckt bei Raumtemperatur stehen. Achte darauf, dass die Temperatur 30 °C nicht übersteigt. Nun siehst du, dass sich dein Sauerteig wieder schön nach oben wölbt. Du hast jetzt zwei Möglichkeiten. Entweder du nimmst diesen Ansatz (-10 g zum Weiterzüchten!), um direkt ein Brot zu backen, oder du stellst ihn bis zum nächsten Backtag in deinen Kühlschrank. Dort kannst du ihn problemlos 7 – 14 Tage stehen lassen.

Nach dieser Zeit beginnst du wieder mit dem ersten Schritt. Du nimmst dir also wieder 10 g deines Sauerteiges ab, vermischst ihn mit 50 g Mehl und 50 g lauwarmen Wasser, und lässt ihn reifen. Danach geht es wieder ab in den Kühlschrank, beziehungsweise in den Brotbackteig.

Für den Notfall hat es sich bewährt, wenn du dir 10 g deines Sauerteigs entweder trocknest oder einfrierst. So hast du immer eine Notration, sollte dein aktueller Ansatz einmal verdorben sein.

Bei dieser Variante wirst du zudem immer ein wenig Sauerteig übrighaben, zumindest dann, wenn du jeweils nur ein einziges Brot backen wirst. Du kannst diesen Anteil entweder an Freunde und Verwandte verschenken oder ihn auf den Kompost geben.

Wenn dir dein Sauerteig zu schade ist, um ihn einfach wegzuwerfen, kannst du ihn auch zum Backen von Brötchen und anderem Kleingebäck verwenden. Auch Pizzateig freut sich über die Zugabe von ein klein wenig Sauerteig. Allerdings kennt die italienische Küche einen speziellen hellen Sauerteig, den Lievito Madre. Ihn kann man auch für süße Gebäcke verwenden, doch seine wahre Stärke zeigt er bei Weizenbroten, Ciabatta und anderen hellen Brotarten. Er ist etwas aufwendiger, als der klassische, deutsche Sauerteig, aber es rentiert sich, ihn einmal auszuprobieren.

Rezept: Livieto Madre - italienischer, heller Natursauerteig:

Mahle

- 100 g Weizenkörner

in deinem Mixtopf für 1 Minute auf Stufe 10 fein. Gib

- 50 g Wasser
- 1 Teelöffel Olivenöl
- 1 Teelöffel Bio-Honig

dazu und vermische alles auf Stufe 3 für 5 Sekunden.

Dein italienischer Teigansatz sollte, im Gegensatz zu einem deutschen Sauerteig, der von Anfang an sehr flüssig ist, so fest sein, dass er sich leicht zu einer Kugel formen lässt, ohne an den Fingern zu kleben. Notfalls kannst du nachträglich noch etwas Mehl beimengen.

Nun gibst du die Teigkugel in eine Schüssel oder in ein Glas, das höchstens zu 1/3 gefüllt sein darf und stellst sie zugedeckt für 14 h an einen warmen Ort (ca. 25 - 30 °C).

Am folgenden Tag mahlst du erneut

- 100 g Weizenmehl

für eine Minute auf Stufe 10 in deinem Thermomix. Dann nimmst du 100 g deines Ansatzes und wiegst ihn in deinen Mixtopf ein. Gib

- 50 g lauwarmes Wasser

hinzu und verknete alles auf Stufe 3 für zehn Sekunden.

Nimm deinen Sauerteig Ansatz aus deinem Mixtopf und forme ihn mit deinen Händen wieder zu einer Kugel. Gib ihn erneut in deine Schüssel oder dein Glas und lasse ihn für weitere 12 Stunden, also über Nacht, gären.

Diesen Vorgang wiederholst du am Abend noch einmal. Also 100 g Weizenkörnern mahlen, 100 g des vorhandenen Ansatzes verwenden und 50 g lauwarmes Wasser dazu. Alles gut im Thermomix verkneten, zu einer Kugel formen und zurück in die Schüssel. Am zweiten Tag fütterst du deinen Sauerteig also zweimal!

Am Morgen des dritten Tages fütterst du ihn erneut, genauso wie am vorangegangenen Tag. Heute bleibt dein Sauerteig allerdings für 24 Stunden stehen. Du fütterst ihn also nur einmal!

Gehe am vierten Tag vor wie am zweiten. Dein Teil wird zweimal, im Abstand von 12 Stunden, gefüttert.

Anschließend lässt du ihn für 24 Stunden stehen. Nun lebt dein Teig schon fünf Tage! Am heutigen Abend, also 24 Stunden nach dem letzten Füttern, fütterst du ihn erneut und stellst ihn anschließend für 6 Stunden wieder warm. Nun sollte sich dein Lievito Madre um das 2- bis 3-fache vergrößert haben. Ist dies der Fall, dann hat er schön erkennbare große Poren und ist viel weicher, als zu Beginn. Hat es nach 6 Stunden noch nicht geklappt, dann kannst du ihn einfach noch einmal füttern und für weitere 6 Stunden im Warmen gären lassen. Nun ist er bereit zum Einsatz!

Wie verwendest du deinen Lievito Madre?

Du kannst ihn für einen schnellen Brotteig direkt aus dem Kühlschrank heraus verwenden. Dann hat er zwar keine optimale Triebkraft, macht den Teig aber sehr schön. Gib dann einfach einen halben Würfel Hefe zum Teig dazu, um ihn schön zum Treiben zu bekommen. Italienische Rezepte raten jedoch oft zu einem Gären über Nacht. Ist dies bei deinem Rezept der Fall, kannst du deinen Sauerteig auch direkt aus dem Kühlschrank verwenden. Die Nachtruhe reicht ihm dann aus, um seine volle Triebkraft zu entwickeln.

Die traditionelle Verwendung deines Sauerteigs sieht aber vor, dass du ihn am Vorabend des Backtages aus dem Kühlschrank nimmst, ihn mit 80 g Mehl und 40 g lauwarmem Wasser fütterst, um ihn anschließend über Nacht bei Raumtemperatur gehen zu lassen. Nun hat er sich mehr als verdoppelt. Nimm ab, was du zum Backen benötigst und stelle den Rest einfach in den Kühlschrank zurück. Für einen derartigen Teig brauchst du nun keine Hefe verwenden, denn er konnte ausreichend Triebkraft entwickeln.

Natürlich kannst du dir auch schon am Vortag Gedanken machen darüber, welche und wie viele Teige du zubereiten möchtest und kannst dann, bei Bedarf, dementsprechend mehr füttern. Idealerweise hast du stets einen Sauerteig Ansatz von 200 - 300 g im Kühlschrank.

Zu was passt der Lievito Madre? Du kannst diesen italienischen Sauerteig wunderbar zu allen hellen Brotteigen verwenden ganz gleich, ob es sich um Ciabatta, Focaccia, Pizza, Brötchen oder andere Brote handelt. Doch auch für Rezepte mit süßem Hefeteig ist dieser Sauerteig wunderbar geeignet. Hierfür kannst du den Sauerteig direkt aus dem Kühlschrank verwenden, da die Hefe ja schon für die entsprechende Triebkraft sorgt.

Doch auch für dunkle Brote ist dieser, mild säuernde Sauerteig geeignet. Du kannst ihn für dunkle Mischbrote, Vollkornbrot und sogar für Roggenbrote verwenden, ganz genau so, wie du es sonst mit einem klassischen, deutschen Sauerteig tun würdest.

Welche Menge Lievito Madre solltest du verwenden?

Das hängt davon ab, welche Funktion dein Sauerteig haben soll. Möchtest du ihn als Backtriebmittel verwenden, ohne zusätzlich Hefe zu benutzen, dann solltest du ihn unbedingt füttern und für mindestens 4 Stunden gären lassen. Soll der Sauerteig besonders schwere Teige (Roggenmehl, Vollkornmehl oder sehr fetthaltige Teige) treiben, kannst du die Fütterung sogar 2 – 3-mal erledigen und anschließend jeweils für 4 Stunden gären lassen. Nimm dann vom Sauerteig etwa 20 – 30 % der Mehlmenge. Das bedeutet, sieht dein Rezept 500 g Mehl vor, dann kannst du 100 – 150 g von deinem Sauerteig verwenden. Gib zusätzlich noch 2 – 4 g mehr an Salz dazu, als angegeben, um dem Brot die entsprechende Würze zu geben. Ansonsten kannst du das Rezept so verwenden, wie gewohnt.

Verwendest du für deinen Teig zusätzlich Hefe oder ein anderes Triebmittel, dann genügt es, wenn du nur 10 – 15 % der Mehlmenge an Sauerteig verwendest. Bei 500 g Mehl wären das dann 50 - 75 g Sauerteig. Auch hier gilt wieder: entweder füttern und 4 Stunden warten oder ein Teigrezept wählen, das eine lange Ruhezeit vorsieht.

Möchtest du den Lievito Madre für ein dunkles Brot verwenden, dann ist es sinnvoll, das letzte Füttern mit Roggenmehl durchzuführen. Nimm dazu 20 % der angegebenen Mehlmenge zum Füttern und die gleiche Menge an Wasser. Bei einem Brot, das 500 g Mehl vorsieht, fütterst du also 50 g deines Sauerteig Ansatzes mit 100 g Roggenmehl und 100 g Wasser. Anschließend für 24 h an einem warmen Ort gären lassen und den gesamten, so angesetzten Sauerteig verwenden (also 250 g).

Bäckst du ein Brot, das die sogenannte Übernachtgare vorsieht, kannst du 10 % der Mehlmenge an Sauerteig direkt aus dem Kühlschrank verwenden. Die restlichen Teigzutaten bilden dann das Futter für deine Mikroben und die 12 Stunden, die dein Teig ruht, genügen ihm, um die ausreichende Triebkraft zu entwickeln.

TIPP: Wenn du deinen reifen Lievito Madre spätestens alle 10 Tage fütterst, sollte er über viele Jahre gesund und triebstark bleiben. Sollte er doch einmal ein bisschen lahm werden oder du ihn vergessen haben, dann gib ihm 1 Teelöffel Honig zu futtern und stelle ihn warm. Das sollte genügen, um ihn recht schnell wieder in die Gänge zu bekommen.

2.6 Stärke und ihre Verdaulichkeit

Beim Erhitzen von Stärke, gleich, ob beim Backen oder Kochen, geschieht, chemisch gesehen, eine ganze Menge mit ihr. Die Stärke kommt in den Pflanzen in Form von regelrechten Klumpen, den Stärkekörnern, vor. Steigt die Temperatur auf über 47 °C an und ist Wasser vorhanden, beginnen diese Stärkekörner aufzuquellen. Denn bei Hitze kann die Stärke ein Vielfaches ihres Eigengewichts an Wasser aufnehmen und binden. Dabei platzen die einzelnen, äußeren Stärkeschichten in den Stärkekörnern auf und es bildet sich Stärkekleister. Je nach Stärkesorten ist dieser mehr oder weniger fest. Ein Teil der Stärke zerfällt in Dextrine, die auch Stärkegummi genannt werden. Außerdem gerinnen durch die Hitze Eiweißstoffe, die im Mehl enthalten sind. Auf der Oberfläche des Teiges geht dann ein Teil der Dextrine in Röststoffe und karamellartige Stoffe über, die die Kruste knusprig machen und ihr ihren köstlichen Geschmack verleihen. Beginnt die Masse anschließend wieder abzukühlen, bildet sich der Verkleisterungs-Effekt wieder zurück. Verkleisterte Stärke bildet, zusammen mit geronnenem Klebereiweiß, die Krume, also den Körper bei allen Arten von Gebäck.

Doch haben wir im Laufe der Jahrtausende gelernt, diese Eigenschaft der Stärke auf vielfältige Weise für die verschiedensten industriellen Prozesse zu nutzen, weit über die Zubereitung von Lebensmitteln hinaus. So dient Stärke als Ausgangsmittel bei der Herstellung von Süßstoffen, aber auch zum Beispiel als Kleister in der Papierherstellung, als Rohstoff von Treibstoffen, als Trennmittel, als Bestandteil von Bio-Kunststoffen, zur Verdickung von Farben und vieles mehr.

Hier eine Tabelle, die dir aufzeigt, wie die Anteile (in Gramm pro 100 g Lebensmittel) an schneller, langsamer und unverdaulicher (resistenter) Stärke in verschiedenen Lebensmitteln sind:

Lebensmittel	gesamte Stärke	schnell verdauliche Stärke	langsam verdauliche Stärke	unverdauliche Stärke
Vollkorn- Weizenbrot	35	32	1	2
Weizen, geschrotet	62	49	12	2
Vollkorn- Haferbrot	34	23	7	3
Cornflakes	75	70	2	3
Langkornreis	23	17	6	0
Spaghetti aus Hartweizengrieß	24	14	9	1
Haferkekse	56	49	6	1
Weißmehlkekse aus Weizenmehl	47	32	13	2
grüne Bohnen	18	4	6	8
Erbsen, TK	7	4	1	2
neue Kartoffeln	16	15	1	0
Bratkartoffeln	50	43	3	5

Wir können durch das Erhitzen von Lebensmitteln aktiv dazu beitragen, dass deren Gehalt an resistenter Stärke ansteigt. Denn, wie du ja schon erfahren hast, verändert die Stärke ihre physikalischen Eigenschaften, wenn sie zusammen mit Wasser erhitzt wird. Kühlt das stärkehaltige Lebensmittel anschließend wieder ab, entsteht die sogenannte retrogradierte Stärke. Ein Teil der Stärkemoleküle von Backwaren (das sind ja die erhitzen Lebensmittel, die uns in diesem Buch interessieren) lagert sich beim Abkühlen um, sodass sich auskristallisierte Stärke bildet. Diese kann allerdings von unserem Enzym Amylase (du erinnerst dich? Das Enzym, das im Speichel vorkommt) nicht aufgespalten werden und passiert unseren Darm deshalb unverdaut.

Übrigens: Hat die Stärke einmal diesen Prozess durchlaufen, bleibt es dabei. Trotz erneuten Aufwärmens bleibt die Stärke resistent.

Das heißt, würdest du alle Zutaten deiner Liste essen, ohne einen Teig daraus zu machen und ihn zu backen, würdest du dadurch mehr verwertbare Energie (Kalorien) in deinen Körper aufnehmen, als wenn du deine Backwaren genießt. Aber Hand aufs Herz: Wer knabbert schon gerne minutenlang auf einem Weizenkorn herum?

Übrigens erleben wir den gleichen Effekt bei stärkehaltigen Lebensmitteln des Alltags. Zum Beispiel, wenn wir Reis, Kartoffeln oder Nudeln kochen und anschließend abkühlen lassen, bevor wir sie weiter verarbeiten, wie dies etwa bei Bratkartoffeln, Kartoffelsalat, Nudelsalat, Reis Salat und Sushi geschieht.

TIPP: Ein schöner Nebeneffekt: Die resistente Stärke ist ein sehr gutes Futter für die Bakterien, die deinen Darm und damit deine Abwehrkräfte gesund erhalten. Achtest du also darauf, etwa 20 % der gegessenen Stärke in Form von dieser resistenten Stärke zu dir zu nehmen, unterstützt du deine Darmflora und damit dein Immunsystem.

Eine gesunde Darmflora kann dich darüber hinaus auch aktiv beim Abnehmen unterstützen. Ein weiterer guter Grund, deinen Darm mit all seinen Bewohnern gesund zu erhalten.

2.7 Backformen, Backtriebmittel und andere Schlankmacher

Doch lass uns schauen, was du sonst noch tun kannst, um dich schlank zu backen. **Verwende einfach kleinere Backformen!** Klingt überraschend? Der Gedanke dahinter ist jedoch sehr schnell erklärt. Denn hast du kleinere Backformen, nimmst du mit jedem, jetzt kleineren Stück zwangsläufig auch weniger verwertbare Energie zu dir. So kannst du deiner Leidenschaft frönen und sparst dabei aktiv wertvolle Kalorien.

Bedenke aber, dass du dann deine Rezepte entsprechend anpassen musst.

Bevor du erfährst, wie du deine Rezepte ganz genau umrechnen kannst, möchte ich dir zunächst noch grundlegend erklären, was es mit der Lockerung deines Teigs auf sich hat, denn die hat Einfluss darauf, wie hoch du deine Backformen füllen kannst, also darauf, welches Volumen dir tatsächlich zur Verfügung steht. Du möchtest ja nicht, dass dein köstlicher Teig deinen Backofen verschandelt. Er soll lieber in der Backform bleiben und zu einem herrlichen Gebäck garen. Hier zur Theorie der Teiglockerung:

Damit dein Backwerk lecker und luftig wird, muss der Teig gelockert werden. Um dies zu erreichen, gibt es drei verschiedene Lockerungsarten. Üblicherweise gibst du dazu ein Backtriebmittel in den Teig oder du lässt ihn lange in warmer Umgebung fermentieren. So ein Backtriebmittel kann auf chemischem, biologischem oder auch physikalischem Weg den Auftrieb für dein Gebäck geben. Sie entwickeln in der ersten Zeit des Backvorgangs ein Gas, meistens Kohlenstoffdioxid. Dieses Gas steigt dann auf, breitet sich durch die Wärme aus und bildet so mehr oder weniger große Blasen im Teig. Dadurch, dass der Teig beim Backen Stärkekleber entwickelt, verfestigt sich seine Struktur, die Blasen bleiben erhalten und das Gebäck fällt auch nach dem Abkühlen nicht mehr zusammen.

Hätten wir keine Triebmittel im Teig, würde dieser ganz flach bleiben und was viel schlimmer wäre: fest – bestenfalls so fest wie ein Karamellbonbon, schlimmstenfalls so hart, wie eine Kamelle. Dann könntest du dein Gebäck nicht mit der Zunge zerdrücken, wie ein frisches Stück Kuchen, sondern höchstens lutschen, wie ein Bonbon. Tatsächlich kämen ganz flache Gebäcke komplett ohne Triebmittel aus, doch selbst diesen setzen wir normalerweise welche zu, einfach, weil sie besser zu kauen, aromatischer und bekömmlicher werden als ohne.

Wie funktionieren aber die verschiedenen Lockerungsarten im Teig? Dies kann einerseits **chemisch**, mithilfe von Backpulver, Natron, Hirschhornsalz, Weinstein oder Pottasche erfolgen. Diese chemischen Triebmittel produzieren Kohlenstoffdioxid, sobald sie mit Wasser, Säure und Hitze gleichzeitig in Kontakt kommen und genau das geschieht im Backofen.

TIPP: Im Zweifel musst du bei solchen Teigen noch zusätzlich mithilfe von Zitronensäure, Essig oder anderen sauren Zutaten für die nötige Säure sorgen! Pro Teelöffel chemisches Backtriebmittel 1 Teelöffel weißer Essig, bzw. Zitronensäure. Bei fertigem Backpulver ist die Säure üblicherweise schon enthalten! Du kannst in Zukunft, wenn du auf industriell hergestelltes Backpulver verzichten möchtest (immerhin enthalten diese als Säuerungsmittel schädliche Diphosphate, vor allem nierenkranke Menschen sollten darauf komplett verzichten), pro Teelöffel Backpulver alternativ einen gehäuften Teelöffel Weinsteinpulver plus 1 Messerspitze Natron, sowie einen Teelöffel Essig oder Zitronensaft verwenden.

Als saure Komponente für einen solchen Teig eignen sich auch saure Früchte, Buttermilch, Joghurt, Skyr, Fruchtsaft oder saure Sahne.

Eine andere Art ist **biologisch** durch die Spontangärung, die älteste Form der Teiglockerung, die schon die alten Ägypter kannten. Aber auch Hefe, Backferment und Sauerteig lockern Teige auf biologische Art. Bei der biologischen Teiglockerung kommen Kleinstlebewesen zum Einsatz. Durch ihre Lebenszyklen, ihre Ernährung und Fortpflanzung entstehen Gase, in erster Linie Kohlenstoffdioxid. Dieses geben sie an ihre Umwelt ab, in diesem Fall an deinen Teig. Allerdings benötigen diese Lebewesen natürlich ein wenig Zeit, um all diese Stoffwechselprozesse durchzuführen. Deshalb erkennst du Teige, bei denen die Lockerung biologisch geschieht daran, dass sie eine Teig-Ruhe benötigen.

Physikalisch werden Teige gelockert, indem du ihnen zum Beispiel viel Luft unterrührst, wie dies bei Rührteigen und Biskuits der Fall ist. Aber auch Wasserdampf und Alkoholdampf sind geeignet, um einen Teig aufzulockern. Wasserdampf kommt zum Beispiel beim Blätterteig zum Einsatz. Raffinierter Weise wechseln sich im Blätterteig wasserhaltige Teigschichten mit Fettschichten ab. Die Fettschicht dient dabei als Dampfsperre und bewirkt, dass sich der Teig durch den Druck des Wasserdampfs anhebt.

Gibst du Alkohol wie Likör, Rum oder Schnaps in deinen Teig, wird dieser auch zarter und saftiger werden. Denn beim Backen verdampft dieser und lockert dabei den Teig.

Auch Mineralwasser kann kaloriensparend dabei helfen, leichte Teige zu lockern. Dies wird in erster Linie bei Pfannkuchen angewendet. Den gleichen Effekt hat auch das Bier, das Bierteigen zugesetzt wird, um Obst, Gemüse, Fisch, Meeresfrüchte oder ähnliches zu frittieren. Nachdem du das kohlensäurehaltige Getränk in den Teig gegeben hast, solltest du diesen flott ausbacken, da sonst das ganze Gas entweicht, bevor der Teig gart. So geht die Wirkung verloren. Im Zweifel also erst direkt vor dem Backen, Frittieren etc. zugeben.

Hier eine Übersicht, welches Backtriebmittel für welche Gebäcke geeignet ist:

Backtrieb-mittel	Verfahren, das zum Einsatz kommt	Teigart	Beispiele für Gebäcke, die so hergestellt werden können	zu beachten
Backpulver	chemisch	Rührteige, Mürbeteige, Biskuit, Pfannkuchen, helle Brotteige, Ausbackteige	Marmorkuchen, Napfkuchen, Gugelhupf, Blechkuchen, Butterkekse, Tortenboden aus Mürbeteig, Pfannkuchen, helle Brötchen, helle Brote, Waffeln, Muffins	nicht für nierenkranke Menschen geeignet!
Hirschhornsalz	chemisch	Lebkuchenteige, Gewürzteige, Mürbeteig	flache Dauergebäcke wie Lebkuchen, Pfefferkuchen, Spekulatius, Amerikaner	enthält keine Säure, die musst du zusätzlich beigeben! In roher Form gesundheitsschädlich, erst durch Backen genießbar!

Backtriebmittel	Verfahren, das zum Einsatz kommt	Teigart	Beispiele für Gebäcke, die so hergestellt werden können	zu beachten
Natron	chemisch	alle Teige, die mit Backpulver zubereitet werden können, siehe dort	Marmorkuchen, Napfkuchen, Gugelhupf, Blechkuchen, Butterkekse, Tortenboden aus Mürbeteig, Pfannkuchen, helle Brötchen, helle Brote, Waffeln, Muffins!	enthält keine Säure, die musst du zusätzlich beigeben! Natron ist im Haushalt vielseitig verwendbar, nicht nur als Backzutat! günstig
Pottasche	chemisch	sehr schwere Teige, Weihnachtsspezialitäten	Honigkuchen, Lebkuchen, Springerle, Pfefferkuchen, Lebkuchenhaus	treibt den Teig eher nicht in die Höhe, sondern in die Breite! Gebäck entsprechend weit auseinandersetzen!

Backtrieb-mittel	Verfahren, das zum Einsatz kommt	Teigart	Beispiele für Gebäcke, die so hergestellt werden können	zu beachten
Weinstein	chemisch	alles, was mit Backpulver gebacken werden kann, aber auch schwere Teige, die viel Fett, Nüsse, Rosinen etc. enthalten, gelingen damit gut	hefefreie Stollen, Marmorkuchen, Napfkuchen, Gugelhupf, Blechkuchen, Butterkekse, Tortenboden aus Mürbeteig, Pfannkuchen, helle Brötchen, helle Brote, Waffeln, Muffins	meist als Weinstein-backpulver zu kaufen. Dann ist ihm schon Natron zugesetzt. Ansonsten für etwas Natron und Säure sorgen! Reiner Weinstein verhindert, dass Zucker nach dem Schmelzen wieder kristallisiert
Bäckerhefe	biologisch	Kuchenteige, Brot-teige, Brötchenteige, süße Brotteige	Stollen, Gugelhupf, Zopf, Platz, Weizenbrote, Früh-stücks-brötchen	frische Hefe wird für Haushalte in Würfeln zu 42 g verkauft, diese genügt für 500 g Mehl, begrenzte Haltbarkeit im Kühlschrank. Zur Teigbereitung kannst du die Knet-funktion deines Thermomix nutzen

Backtrieb- mittel	Verfahren, das zum Einsatz kommt	Teigart	Beispiele für Gebäcke, die so hergestellt werden können	zu beachten
Trockenhefe	biologisch	alle Teige, die sonst mit frischer Bäckerhefe zubereitet werden	Stollen, Gugelhupf, Zopf, Platz, Weizenbrote, Frühstücks- brötchen, etc.	getrocknete Hefe gibt es für Haushalte in Portionstütchen zu kaufen, sehr lange haltbar (monatelang)
Sauerteig	biologisch	Roggenteige, Weizenteige, einige Kuchenteige („Herrmann"), Vollkornteige, deftige Kleingebäcke	Roggenbrot, Roggenmischbrot, Vollkornbrot, Bauernbrot, Pizzateig, dunkle Brötchen etc.	als alleiniges Triebmittel 20 – 40 % der Teigmasse, kann auch gut mit Hefe kombiniert werden, macht Roggenteig erst genieß-/verdaubar

Backtriebmittel	Verfahren, das zum Einsatz kommt	Teigart	Beispiele für Gebäcke, die so hergestellt werden können	zu beachten
Backferment	biologisch	alle Arten von herzhaften Teige, Brotteige, Roggenteige	Roggenbrot, Roggenmischbrot, Vollkornbrot, Bauernbrot, Pizzateig, dunkle Brötchen etc.	findet in erster Linie in Bäckereien und der Industrie Verwendung
Spontangärung	biologisch	Vollkorn-lastige Brotteige, Schrothaltige Brotteige	Grahambrot, rheinisches Schwarzbrot, Kölner Schwarzbrot, Pumpernickel, „Urbrot"	Der Teigling sollte mindestens über Nacht, besser noch einen kompletten Tag gären. Im Grunde ist der Ansatz eines Natursauerteiges auch eine Form der Spontangärung
Wasserdampf Lockerung	physikalisch	Blätterteige, Filoteig, Plunderteig, Brandteig,	Plunder, süße und pikante Strudel, Windbeutel, Eclairs, Pascualina, Gemüsekuchen, Baklava, Churros, Brandteigwaffeln,	In erster Linie für sehr feine und festliche Gebäcke

Backtriebmittel	Verfahren, das zum Einsatz kommt	Teigart	Beispiele für Gebäcke, die so hergestellt werden können	zu beachten
Alkoholdampf-Lockerung	physikalisch	spezielle, feierliche Kuchenrezepte	Whiskeykuchen, Rumtopfkuchen, Eierlikörkuchen, Rotweinkuchen, Gewürzkuchen, etc.	meist wird zusätzlich noch Backpulver in den Rezepten verwendet, einen Teil des Mehls durch Maisstärke zu ersetzen, kann die Triebkraft verbessern
Luftlockerung	physikalisch	Biskuitteig, Eischnee, feine Rührteige	Meringue, Baiser, Tortenboden, Löffelbiskuit, Zimtsterne, Russisches Brot, etc.	Das Unterschlagen der Luft benötigt eine lange Rühr-, beziehungsweise Schlagzeit, bei Biskuit aus ganzen Eiern, bis zu 12 Minuten auf Stufe 3 - 4 schlagen, dazu verwendest du in deinem Thermomix den Schmetterling, er hebt besonders effektiv die Luft unter!

Jede Backform, ganz gleich ob rund, oval, mit Motiv oder eckig, hat ein bestimmtes Volumen, also eine Teigmenge, die du höchstens einfüllen kannst. Doch aufgepasst! Du darfst deine Backformen niemals komplett mit rohem Teig füllen, da dich sonst ein Debakel erwartet. Denn dein Teig wird sich beim Backen erheblich vergrößern. Wie viel Teig kannst du also in die verschiedenen Backformen einfüllen?

Hefeteig vergrößert sich schon beim Gehen und später noch einmal im Backofen. Meist verdoppelt er seine ursprüngliche Menge, sodass du deine Backform nur zur Hälfte füllen solltest.

Bei Teigen mit Backpulver kannst du, je nach der Menge an Backpulver, die du verwendet hast, damit rechnen, dass sich der Teig um ein Viertel bis ein Drittel vergrößern wird. Du solltest also dementsprechend ein Viertel oder ein Drittel des Gesamtvolumens deiner Form von der verwendeten Teigmenge abziehen.

Doch wie findest du heraus, wie groß das Volumen deiner Backformen ist, ohne allzu viel zu rechnen? Denn vor allem bei Motiv-Backformen, die es in Herz-, Bärchen- und allerhand anderen Formen gibt, sind nicht so einfach zu berechnen. Ganz einfach! Du füllst deine Backform im Spülbecken (sicher ist sicher, für den Fall, dass sie nicht ganz wasserdicht ist) mit Wasser und gießt es anschließend in einen Messbecher um. So kannst du ganz genau ablesen, welches Volumen sie hat.

Du kannst aber auch eine wasserdichte Form einfach auf eine Waage mit Tara Funktion stellen und nach und nach mit Wasser füllen. Die gewogene Grammzahl entspricht den ml, da 1 g Wasser einem Milliliter der gleichen Flüssigkeit entspricht. 1.000 ml ergeben wiederum einen Liter und so kannst du dich an das Teigvolumen herantasten. Hast du also eine Backform, mit der du immer dein Rezept machst und hast herausgefunden, dass diese Form 1.000 ml Wasser fasst, die Form die du heute verwenden möchtest, hat aber nur 700 ml Fassungsvermögen? Wunderbar. Was du machen musst, ist einfach, das Volumen der großen, dem Rezept entsprechenden Form durch das der kleineren, aktuellen Form zu teilen.

Beispiel:

Dein Rezept passt für die Form mit 1.000 ml Volumen.

Du möchtest aber eine Form mit 700 ml verwenden.

So teilst du 700 : 1.000 = 0,7

Das Ergebnis ist dein Multiplikationsfaktor– du nimmst demnach einfach alle Mengenangaben deines Rezepts x 0,7.

Waren also 500 g Mehl angegeben, nimmst du nur 0,7 x 500 = 350 g Mehl

Sollst du dazu 120 g Zucker verwenden, nimmst du nur 0,7 x 120 = 84 g Zucker und so weiter.

Ergibt sich bei den Eiern eine Kommazahl, dann kannst du runden. Bis 1,5 nimmst du 1 Ei und ab 1,6 nimmst du zwei Eier.

Dies funktioniert wunderbar, wenn du beide Backformen im Haus hast und auf diese Weise leicht das Volumen ermitteln kannst. Hast du aber zu einem neuen, unbekannten Rezept nur eine vage Angabe der Größe der Backform, kann dir auch folgende Tabelle beim Umrechnen helfen. Suche in der oberen Reihe die im Rezept angegebene Backformgröße aus und danach in der linken Spalte deine Form. Dort wo sich beide treffen, findest du den Faktor, mit dem du alle Mengenangaben multiplizieren musst:

Gewünschte Größe	Runde Form (Durchmesser)										Eckig (an Oberkante gemessen)						
	12	16	18	20	22	24	26	28	30	32	11X25	11X30	11X35	26X34	26X38	32X36	34X38
12	1	0,6	0,4	0,4	0,3	0,3	0,2	0,2	0,2	0,1	0,5	0,4	0,4	0,1	0,1	0,1	0,1
16	1,8	1	0,8	0,6	0,5	0,4	0,4	0,3	0,3	0,3	1	0,8	0,7	0,2	0,2	0,2	0,2
18	2,3	1,3	1	0,8	0,7	0,6	0,5	0,4	0,4	0,3	1,2	1	0,9	0,3	0,3	0,2	0,2
20	2,8	1,6	1,2	1	0,8	0,7	0,6	0,5	0,4	0,4	1,5	1,2	1,1	0,4	0,3	0,3	0,2
22	3,4	1,9	1,5	1,2	1	0,8	0,7	0,6	0,5	0,5	1,8	1,5	1,3	0,4	0,4	0,3	0,3
24	4,0	2,3	1,8	1,4	1,2	1	0,9	0,7	0,6	0,6	2,2	1,8	1,5	0,5	0,5	0,4	0,3
26	4,7	2,6	2,1	1,7	1,4	1,2	1	0,9	0,8	0,7	2,6	2,1	1,8	0,6	0,5	0,5	0,4
28	5,4	3,1	2,4	2,0	1,6	1,4	1,2	1	0,9	0,8	3	2,4	2,1	0,7	0,6	0,5	0,5
30	6,3	3,5	2,8	2,3	1,9	1,6	1,3	1,1	1	0,9	3,4	2,8	2,4	0,8	0,7	0,6	0,5
32	7,1	4	3,2	2,6	2,1	1,8	1,5	1,3	1,1	1	3,9	3,2	2,7	0,9	0,8	0,7	0,6
11X25	1,8	1	0,8	0,7	0,5	0,5	0,4	0,3	0,3	0,3	1	0,8	0,7	0,2	0,2	0,2	0,2
11X30	2,2	1,3	1	0,8	0,7	0,6	0,5	0,4	0,4	0,3	1,2	1	0,8	0,3	0,3	0,2	0,2
11X35	2,6	1,5	1,2	0,9	0,8	0,7	0,6	0,5	0,4	0,4	1,4	1,2	1	0,3	0,3	0,3	0,2
26X34	7,8	4,4	3,5	2,8	2,3	2	1,7	1,4	1,3	1,1	4,3	3,5	3	1	0,9	0,8	0,7
26X38	8,7	4,9	3,9	3,1	2,6	2,2	1,9	1,6	1,4	1,2	4,8	3,9	3,3	1,1	1	0,9	0,8
32X36	10,2	5,7	4,5	3,7	3	2,5	2,2	1,9	1,6	1,4	5,6	4,6	3,9	1,3	1,2	1	0,9
34X38	11,4	6,4	5,1	4,1	3,4	2,9	2,4	2,1	1,8	1,6	6,2	5,1	4,4	1,5	1,3	1,1	1

Du hast keine Lust, erst lange zu rechnen, bevor du mit der zubereiten des Teiges beginnst? Dann musst du beim Teig Einfüllen Augenmaß beweisen und mit eventuellen Resten kreativ werden!

Wenn du also einen etwa 2 - 2,5 cm hohen Rand deiner Form frei lässt, sollte grundsätzlich nichts schieflaufen können.

Auch Muffin-Formen solltest du nur etwa zu 3/4 füllen, damit sie schön werden und die typische Form bekommen. Sind deine Muffin-Formen kleiner als die angegebenen, dann musst du eventuell die Backzeit verkürzen. Dass sie kleiner sind, erkennst du daran, dass sich aus der angegebenen Teigmenge mehr Muffins backen lassen.

TIPP: Wenn es dir schwerfällt, zu bestimmen, wie viel 3/4 deiner Muffin-Form sind, miss vor dem Befüllen einfach kurz mit einem Lineal nach, wie hoch deine Förmchen sind. Teile die Höhe durch vier und nimm dann mal 3. Markiere dir die Höhe an einem Holzstäbchen mithilfe eines Klebestreifens. Das Stäbchen in die Form stellen, denn Teig bis zur Markierung füllen, das Stäbchen in die nächste Form stellen usw.

Geht es dir wie mir und du bist eher ein gut organisierter Chaot, wirst du es sicher das eine oder andere Mal darauf ankommen lassen und den Teig einfach in deinem Thermomix anrühren, um danach zu sehen, was passiert. Lass dir gesagt sein: auch das ist immer wieder interessant. Die natürliche Folge dieses Charakterzugs ist, dass du immer mal wieder entweder zu viel oder zu wenig Teig zur Verfügung haben wirst. Hier erfährst du, was du in diesen Fällen machen kannst:

Bleibt Teig über, kannst du die Teigreste zu Kleingebäck verarbeiten. Dazu sind, je nachdem wie fest und formbar der

Teig ist, Brezeln, Muffins, Kuchenpops, Waffeln, Pfannku-chen, Brötchen, Plätzchen usw. geeignet.

Ist deine Backform zu groß und du bemerkst, oder der vor-bereitete Teig zu wenig, musst du unbedingt die Backzeit ver-ringern. Ziehe 15 – 20 Minuten der vorgegebenen Zeit ab und mache zur Sicherheit eine Stäbchenprobe. Dazu nimmst du ein dünnes Holzstäbchen, zum Beispiel einen Schaschlik-Spieß zur Hand, öffnest vorsichtig die Backofentür, damit du dich nicht verbrennst und stichst mit diesem in die Mitte, beziehungswei-se in die tiefste Stelle deines Gebäcks ein. Bleibt beim anschlie-ßenden Herausziehen Teig daran kleben, ist er noch nicht fertig gebacken. Kommt das Stäbchen glatt wieder heraus, kannst du dein Backwerk schon aus dem Ofen nehmen.

TIPP: Auch ein geübter Blick auf deine Kuchen und Co. kann dir verraten, ob die Backzeit lange genug war. Denn fertiges Gebäck löst sich von der Backform. Siehst du also, dass ein kleiner Zwischenraum zwischen deinem Gebäck und dem Rand der Form entstanden ist, dann ist es Zeit, den Kuchen aus dem Ofen zu nehmen.

Vorsicht, wenn sich der Kuchen nur an einer Stelle von der Form löst. Dann ist es nötig, dass du die Form im Backofen drehst. Lass dann den Kuchen noch eine Weile garen und wen-de lieber die Stäbchenprobe an.

Weniger essen macht ja nicht immer Spaß und vor allem dann, wenn deine Lieben mitessen wollen oder du Gäste hast, sind kleine Formen und winzige Stücke nicht immer die beste Lösung. In solchen Fällen kannst du jedoch auch Zutaten, die dick machen, durch solche ersetzen, die schlank machen.

Beim Backen kommt es jedoch, anders als beim Kochen, sehr auf die Konsistenz und das Volumen des Teiges an. Deswegen musst du beim schlanken Backen mit deinem Thermomix einige Dinge mehr beachten, als wenn du mit deinem Thermomix schlank kochen möchtest.

Denn beim Kochen hilft dir dein Thermomix einfach dabei, viele unnötige Kalorien zu sparen, indem du im Varoma zum Beispiel fettfrei dünsten kannst. Das erhält nicht nur die Nährstoffe und verbessert den Geschmack deiner Gerichte, sondern du kannst sogar gleich alle Bestandteile gleichzeitig in deinem Thermomix zubereiten und sparst somit wertvolle Zeit und Energie.

Dein Thermomix bereitet deine Mahlzeiten kontrolliert und exakt zu. Da brennt nichts an, da verkocht nichts und du kannst dich auf die Rezepte verlassen.

Kein Wunder, dass du mit der Zeit deinen Küchenroboter für immer mehr Rezepte verwendest und am Ende keine ungesunden Konserven oder industriell hergestellten Fertigprodukte mehr verwenden brauchst. In einem Mixtopf kannst du die verschiedensten Bestandteile deiner Gerichte vorbereiten, zerkleinern, mahlen, abwiegen, am Ende miteinander vermengen und gleich garen. Besser geht es doch gar nicht. Ein Topf, wenig Arbeit, wenig Abwasch und deine Rezepte gelingen immer!

Doch lass uns einmal genauer betrachten, welche Möglichkeiten wir beim Backen haben, um die eine oder andere Kalorie zu sparen.

Beim Backen müssen wir zum einen darauf achten, dass der Teig das richtige Volumen behält, auch wenn wir zum Beispiel Zucker durch ein kalorienarmes Süßungsmittel ersetzen. Zum anderen müssen wir darauf achten, dass sich die Backeigenschaften des Teiges nicht verändern.

Da ist also allerhand Einfallsreichtum gefragt, um ein handelsübliches, traditionellen Rezept in eine schlanke Alternative zu verwandeln. Welche Zutaten genau geeignet sind, um die Pfunde purzeln zu lassen, erfährst du im Kapitel „Wann kann

Abnehmen mit Brot und Kuchen funktionieren? Welche Zutaten lassen die Pfunde purzeln?"

2.8 Die Wirkung traditioneller Backzutaten

Schauen wir uns einmal an, welchen Einfluss und welche Funktion die verschiedenen traditionellen Zutaten in einem Teig haben:

Mehl

Gibt dem Teig „Körper" und Volumen und bildet zusammen mit Flüssigkeit den Stärke-Kleister, der dafür sorgt, dass die Zutaten eine homogene Masse mit Zusammenhalt bilden.

Weizenmehl hat einen besonders hohen Anteil an Stärke und Gluten (Klebereiweiß). Das macht es besonders geeignet zum Backen. Oft wird anderen Mehlen mit weniger guten Backeigenschaften deshalb Weizenmehl zugesetzt.

Dinkelmehl ist für uns besser verträglich als Weizenmehl. Dinkel ist mit dem Weizen verwandt, aber schwieriger landwirtschaftlich anzubauen. Der Kleber im Dinkelmehl ist sehr empfindlich, weswegen du ihn nicht überkneten darfst.

Emmermehl hat auch recht gute Klebeeigenschaften, allerdings sind sie geringer, als bei seinem Verwandten, dem Weizen. Emmermehl hat einen hohen Gehalt an Mineralien, was es gesundheitlich interessant macht. Vor allem bei Vollkorngebäcken bringt Emmermehl einen kräftigen, nussigen Geschmack ein.

Kamutmehl ist aus einer Urform des Weizens hergestellt. Es enthält mehr Vitamine, Mineralstoffe und Eiweiß, als Weizenmehl. Da es auch über gute Klebereigenschaften verfügt, ist es prima zum Backen geeignet.

Roggenmehl ist in Deutschland ein traditionelles Brotbackmehl. Es enthält zwar weniger Eiweiß, dafür aber mehr Mineralien, als Weizenmehl. Da es ein Enzym enthält, das die

Verkleisterung beim Backen verhindert, muss es zunächst versäuert werden, um verbacken werden zu können (Sauerteig!). Roggenbrot hält sich länger saftig und frisch, als Brot aus Weizenmehl.

Gerstenmehl hat keine Bedeutung beim Backen, da es das Backwerk krümelig und rissig macht. Es wird jedoch für Müslis, Breie und für die Bierherstellung verwendet.

Hafermehl enthält viel Öl und Proteine. Es besitzt einen geringen Kleberanteil und kann, wenn du zu viel in den Teig gibst, bitter schmecken. Verwende es also eher sparsam und nicht ausschließlich beim Backen. Ein Mehl, das bessere Klebeeigenschaften hat, sollte also unbedingt dazu gegeben werden.

Maismehl enthält nur sehr wenige Proteine, deshalb kannst du es nicht ausschließlich zum Backen verwenden. Es enthält vor allem kein Klebereiweiß, sodass es unbedingt noch mit einem anderen Mehl vermischt werden muss, um eine Backware herstellen zu können. Selbst der Teig des berühmten amerikanischen „Cornbread" ist keine Masse mit Zusammenhalt, sondern viel eher klumpig, krümelig und muss dementsprechend in einer Backform ausgebacken werden. Die Krume der Backwaren mit Maismehl hat üblicherweise auch nicht das feinporig, schwammige Erscheinungsbild, wie wir es von Gebäcken mit Weizenmehl her gewohnt sind. Es ist eher kompakter und weniger gehfreudig.

Hirsemehl ist reich an Mineralien, Fett und Vitaminen. Es enthält kein Klebereiweiß und kann deshalb nur anderen Mehlen beigemischt werden, wenn du mit ihm backen möchtest.

Reismehl ist ebenfalls glutenfrei und deshalb auch nur bedingt zum Backen geeignet. Du kannst es aber mit anderen Mehlsorten vermischt als Teig verwenden.

Sojamehl ist ja kein klassisches Backmehl, da es nicht aus einem Getreide, sondern aus Hülsenfrüchten gemahlen wird. Somit hat es natürlich auch ganz andere Inhaltsstoffe und Eigenschaften, als Getreidemehle. Es hat einen hohen Fettgehalt und wird deshalb schnell ranzig. Somit eignet es sich nicht zur Vorratshaltung. Allerdings hat es einen hohen Anteil an wertvollen Eiweißen, was es geeignet für die Ernährung von Veganern, Vegetariern und Menschen macht, die eine proteinreiche Kost bevorzugen. Möchtest du damit backen, kannst du es bis höchstens 20 % Anteil mit einem Getreidemehl mischen.

Auch Kichererbsenmehl wird aus einer Hülsenfrucht hergestellt. Dementsprechend enthält es zwar auch viele Proteine, aber kein Klebereiweiß. Also kannst du auch Kichererbsenmehl zwar dazu verwenden, einen traditionellen Teig mit Proteinen anzureichern, aber auch hier solltest du möglichst 80 % eines Mehls verwenden, das Klebereiweiß enthält.

Buchweizenmehl wird aus den Samen eines Knöterich Gewächses gemahlen. Dementsprechend ist es auch kein Getreidemehl. Es ist reich an wertvollen Eiweißen und Mineralien. Allerdings enthält es kein Gluten und besitzt deshalb keine guten Backeigenschaften. Durch seinen leicht bitteren, nussartigen Geschmack wird es jedoch gerne für Waffeln und Pfannkuchen verwendet.

Kastanienmehl ist auch ein Mehl, das glutenfrei und somit nur sehr eingeschränkt zum Backen verwendet werden kann. Es kann jedoch Nudelteigen, Fladenbroten und Pfannkuchen beigegeben werden oder mit einem backfähigen Mehl vermischt zum Einsatz kommen. Es ist im Geschmack sehr interessant und kann würzigen Gebäcken zusätzlichen Geschmack verleihen.

Kartoffelmehl oder auch Kartoffelstärke wird gerne zur Verfeinerung feiner Weizenteige verwendet. Es enthält kein Gluten und kann dementsprechend nicht allein zum Backen verwendet werden. Da es aber aus Stärke besteht, kann es sehr gut als Bindemittel für Suppen, Cremes und Saucen verwendet werden.

Amaranthmehl wird aus einem südamerikanischen Pseudogetreide gewonnen. Es enthält kein Klebereiweiß und kann also nur zu einem geringen Anteil als Ergänzung zu einem glutenhaltigen Mehl verwendet werden.

Ähnlich verhält es sich mit Quinoamehl. Die anspruchslose Quinoapflanze kommt ebenfalls aus Südamerika, wo Quinoamehl in einigen Ländern traditionell als Brei und in Suppen gegessen wird. Kein Wunder, da es auch kein Bindeeiweiß enthält. Deswegen kann man Quinoamehl auch nur in Verbindung mit einem backfähigen Mehl verwenden.

TIPP: Glutenfrei backen kann eine große Herausforderung bedeuten. Sicher, heute gibt es viele glutenfreie Back- und Mehlmischungen, aber du wärst ja kein echter Thermomix-Fan, wenn du nicht einen Weg suchen würdest, dir eine solche Mehlmischung selbst herzustellen. Damit das Backen auch ohne Gluten funktioniert, kannst du einen Teil Stärke mit zwei Teilen glutenfreiem Mehl vermischen. Hier ein gutes Grundrezept für eine glutenfreie Mehlmischung, die du perfekt und schnell in deinem Thermomix auf Vorrat zubereiten kannst:

Rezept: Grundrezept für eine glutenfreie Mehlmischung

Wiege

- 500 g Reismehl
- 500 g Kartoffelmehl
- 500 g Hülsenfrüchtemehl

in deinen Mixtopf und vermische sie einfach für 30 Sekunden auf Stufe 6 – 7. Damit dir nicht die ganze Küche verstaubt, kannst du den Messbecher abnehmen, ein Küchentuch einlegen und dann den Messbecher wieder aufsetzen. Das Papiertuch dichtet dabei sehr gut ab und dein Mehl bleibt dort, wo es hingehört: im Mixtopf!

Noch facettenreicher ist folgendes Rezept:

Wiege hierfür
- 400 g Maismehl
- 200 g Buchweizenmehl
- 160 g Linsenmehl, rot
- 160 g Kichererbsenmehl
- 400 g Kartoffelmehl
- 400 g Reismehl

in deinen Mixtopf. Stelle deinen Thermomix auf Stufe 6 und lasse ihn die Mehlmischung 2 Minuten lang vermischen.

Du kannst in beiden Fällen natürlich auch die Grundzutaten als Körner kaufen und sie in deinem Thermomix zu Mehl vermahlen, sobald du dein glutenfreies Mehl herstellen möchtest.

Gib dazu nach und nach die entsprechenden Körner 100 g - weise in deinen Mixtopf und lasse sie auf Stufe 10 für 30 Sekunden mahlen. Gib die Mehle jeweils in eine separate Schüssel und vermische sie zum Schluss wie oben beschrieben.

> **TIPP:** Damit deine glutenfreien Backwaren auch deinen gewohnten Vorstellungen entsprechen, kannst du auf 500 g glutenfreie Mehlmischung 1 Teelöffel Flohsamenschalen verwenden.

Flüssigkeit

Milch oder Wasser bilden üblicherweise den flüssigen Anteil deines Teiges. Dieser macht überhaupt erst möglich, dass der

Eiweißanteil im Mehl aufquillt und später im Ofen die Stärke verkleistert. So bekommt das Backwerk den nötigen Zusammenhalt und die saftige Krume.

Das Fett in der Milch sorgt dafür, dass der Teig elastisch und geschmeidig wird. Es vergrößert das Teigvolumen und macht die Krume zart und feinporig.

Der Zucker, der in der Milch enthalten ist, sorgt für einen Karamell-artigen Geschmack und bewirkt, dass die Kruste goldbraun wird. Deswegen und auch damit sie glänzen, bestreichen wir Gebäcke oft mit Milch, bevor wir sie backen.

In Milch sind außerdem Mineralsalze enthalten. Die helfen dabei, den Kleber zu stabilisieren. Dadurch wird der Teig stabiler.

Backtriebmittel

Über Backtriebmittel hast du ja praktisch schon alles erfahren. Um dich auf den aktuellen Stand zu bringen, kannst du dir gerne noch einmal die passende Tabelle anschauen.

Backmalz

Backmalz gibt süßes Aroma und Röstaroma an den Teig ab. Die in ihm enthaltenen Malzzucker, Maltose und Glucose bieten der Hefe in Hefegebäcken zusätzliche Nahrung und verbessern so ihre Aktivität. Der Teig geht besser und lockert sich stärker. Dadurch wird das Gebäck größer und knuspriger. Außerdem bekommt die Kruste durch die Zuckerstoffe, die im Backmalz enthalten sind, eine schönere Färbung.

Überdies enthält Backmalz Enzyme, nämlich die Alpha- und die Beta-Amylase. Diese beginnen zu arbeiten, sobald sie mit den anderen Zutaten im Teig zusammenkommen. Dabei zersetzen sie Stärke in Zucker und sorgen so noch einmal dafür, dass die Hefekulturen reichlich Futter bekommen und somit viel aktiver gären.

Ei

Ei im Teig bindet, sorgt für Feuchtigkeit und damit dazu, dass die Stärkekörner im Teig aufquellen und Kleister ausbilden können. Eier im Teig sorgen - vor allem bei Berlinern - dafür, dass diese größer werden, weniger Frittier-Fett aufnehmen, länger haltbar sind und besser schmecken. Hinzu kommt, dass Eier wie ein Emulgator wirken und damit dafür sorgen, dass sich fettlösliche und wasserlösliche Komponenten im Teig besser verbinden.

Fett

Das Fett (Öl, Butter, Margarine, Schmalz, Ei), das du in einige deiner Teige gibst, verbessert die Klebeeigenschaften des Mehls. Der Teig wird dehnbarer und geschmeidiger. Er reißt dadurch zum Beispiel nicht so leicht, wenn er ausgerollt wird. Die Krume wird feinporiger, das Gebäck lässt sich besser schneiden und ist sogar länger haltbar und saftig, wenn du Fett in den Teig gibst.

Zuckerstoffe

Zuckerstoffe wie Zucker, Honig oder Sirup dienen bei Teigen, die gären, dazu, schnell Energie für die Mikroorganismen bereitzuhalten. Auf diese Weise wird die Gärung in Schwung gebracht und verbessert. Der Teig wird größer, feinporiger, knuspriger und zarter. Zucker sorgt weiterhin dafür, dass die Kruste schön bräunt und hilft natürlich vor allem bei süßen Gebäcken für den beliebten Geschmack. Eine Zuckerzugabe ist also sogar in Backwaren sinnvoll, die eigentlich gar nicht süß schmecken.

In besonders zuckerreichen Teigen, wie zum Beispiel Mürbeteigen, sorgt die Hitze im Ofen dafür, dass der Zucker zu richtiggehenden Karamellschichten verschmilzt. Das gibt Keksen die gewünschte Härte und ihre typisch brüchige, splitternde Konsistenz.

Zucker wird auch gerne zur Dekoration von Backwaren eingesetzt. Dazu wird er vor oder nach dem Backen auf die Oberfläche gegeben, in Form von Hagelzucker, Puderzucker oder Zuckerguss.

Säuerungsmittel

Neben Essigsäure und Zitronensäure können beim Backen auch Milchsäure (saure Milchprodukte) oder Fruchtsäuren (Obstpüree, Fruchtsaft) verwendet werden, um Teige anzusäuern. Säure im Teig lockert und unterstützt die Triebmittel. Bei Backwaren, die Roggenmehl enthalten, verbessern sie dessen Backeigenschaften. Sie verbessern den Geschmack und helfen dabei, das Gebäck besser haltbar zu machen, da der niedrigere pH-Wert das Wachstum einer Reihe von Mikroben verhindert, die zum Verderben des leckeren Backwerks sorgen.

Salz

Salz ist ein sehr guter Geschmacksgeber und sollte deshalb in allen Backwaren verwendet werden. Es ist praktisch das Gewürz Nummer eins in der Backstube. Ohne Salz schmecken Schrippen, Semmeln und Brot nur mehlig fade, auch Brotgewürz alleine kann den Geschmack nicht ausgleichen. Selbst all deinen süßen Gebäcken solltest du unbedingt eine Prise Salz zugeben, um sowohl den Teig, als auch den Geschmack des Teiges zu verbessern. Doch außer dem Geschmack dient Salz auch dazu, den Stand des Teiges zu verbessern. Denn es verringert die Löslichkeit und das Quellvermögen des Stärkekleisters und verhindert, dass dieser durch Enzyme abgebaut wird. So hilft Salz auch dabei, die Krume kleinporig zu halten. Dazu kommt, dass die Gärung von Hefeteig viel kontrollierter abläuft, wenn Salz im Teig ist, die Brote und Brötchen sind kompakter und angenehmer im Biss. Dadurch, dass Salz die Wirkung von Hefe hemmt, sorgt es dafür, dass die Kruste von Hefegebäck schöner, dunkler und Karamell-artiger wird.

Außerdem wirkt Kochsalz desinfizierend, was die Haltbarkeit deines Gebäcks verbessert.

„Schnickschnack", so nenne ich immer die Maßnahme, mit der wir uns nun beschäftigen werden. Denn du kannst beim Backen wunderbar Kalorien sparen, indem du einen schlanken Teig ansetzt und diesen dann mit allerhand Zubehör aufpeppst. So wird aus einem stinknormalen, fettfreien Biskuitteig durch eine fruchtige Skyr-Creme (geht auch fettfrei) eine festliche, schöne und vor allem schlanke Torte für alle Anlässe. Mit der brauchst du dich hinter keiner anderen Torte zu verstecken.

Wer kennt nicht die fruchtigen, frischen Obsttorten, die vor allem im Frühjahr und Sommer Hochsaison haben und nicht nur den Gaumen erfreuen, sondern auch die Augen?

Leichte Hefeteigbällchen, die du anstatt in der Fritteuse auszubacken, fettarm im Backofen bäckst, kannst du mit einer lockeren, leichten Fruchtfüllung zu einem wahren Genuss verwandeln. Auch Vollkornmehl, Sämereien, Schrot und Co. können das Geschmackserlebnis deines Gebäcks deutlich raffinierter machen. Denn sie liefern häufig einen nussigen, aromatischen Aspekt, der vielen Gebäcken guttut. Dazu kommt, dass vollwertige Zutaten schneller satt machen, denn sie enthalten viele Ballaststoffe, die den Magen füllen. So fühlen wir uns schneller satt und greifen weniger oft zu. Dazu kommt, dass sie unseren Körper mit wichtigen Nährstoffen versorgen, die in Weißmehl meist nicht mehr vorhanden sind. Dadurch kannst du Mangelzuständen und letztendlich Hungerattacken vorbeugen.

Halten wir also fest:

Du kannst deine Backrezepte auf schlank einstellen, indem du eine oder mehrere der folgenden Maßnahmen ergreifst:

- Inhaltsstoffe mit hohem glykämischen Index durch solche ersetzen, die einen niedrigeren haben. Das verhindert Heißhungerattacken und damit, dass wir zu viel Energie zu uns nehmen.

- Backwaren und andere stärkehaltigen Zutaten zunächst mit Flüssigkeit erhitzen (Backen, evtl. kochen) und anschließend komplett auskühlen lassen. Danach enthalten sie weniger, für unseren Körper verwertbare Kalorien.

- Weniger backen, kleinere Formen verwenden und damit auch kleinere Portionen essen, womit du automatisch die Energiemenge, die du gegessen hast, verminderst.

- Inhaltsstoffe, die viel Energie mitbringen, durch andere, energieärmere austauschen.

- Zusätzlich Zutaten verwenden, die gut sättigen, deinen Genuss steigern, den Magen füllen, aber dabei wenig Energie liefern, wie zum Beispiel leichte Cremes oder fruchtige Füllungen.

2.9 Warum brechen Brötchen, Kuchen und Co. immer wieder deinen Abnehm-Willen?

High-Fat und Low-Carb schreiben sich moderne Abnehm-Fetischisten auf die Fahnen. Viele Ideen haben sie - nicht alle sind neu -, doch in einem sind sich alle einig: Brot, Brötchen und Kuchen sollen nicht auf deinen Tisch, wenn du erfolgreich Gewicht verlieren möchtest.

So kasteien wir uns, zum Teil über Jahre, und versagen uns immer und immer wieder all das, was uns eigentlich so gut schmeckt und oft genug auch guttut: Die salzigen und süßen Leckereien aus dem Backofen.

Für manche Menschen scheint dieses Verbot kein Problem darzustellen. Sie wechseln scheinbar mühelos zu Käse, Fleisch- und Wurstwaren.

Wo du dich danach sehnst, eine frische, knusprige Backware oder einen saftigen Kuchen einzuwerfen, beißen sie in ein Würstchen und lachen nur über dich.

Du kennst sie sicher auch, die Menschen, die sich im Restaurant ein Stück Fleisch und einen Salat bestellen und dir einreden möchten, dass sie damit satt werden. Obwohl du doch ganz genau weißt: ohne eine klassische „Sättigungsbeilage" oder wenigstens ein Stück Baguette und Co. kann doch überhaupt niemand satt oder gar zufrieden vom Tisch aufstehen.

Kannst du dich gar nicht überwinden, genügend Eiweiße oder Fette in dich hineinzuschaufeln, um den Anforderungen solcher Diäten gerecht zu werden? Fühlst du dich schlapp, zittrig und schlicht und ergreifend elend, wenn du keine Kohlenhydrate bekommst?

Wirst du schon nach wenigen Tagen schwach und kannst der Verlockung nicht mehr widerstehen, dir irgendetwas vom Bäcker zu holen? Dann geht es dir ganz genauso wie vielen anderen Menschen auch: Deine Ernährungsgewohnheiten und dein Verdauungssystem sind einfach nicht für Low-Carb-Diäten gemacht!

Diese Tatsache lässt sich auch nicht mit noch so vielen modernen und bunten Diätanleitungen wegdiskutieren. Deshalb ist es auch kein Wunder, dass du genau an diesem Punkt immer wieder beim Diäthalten scheiterst. Das hat überhaupt nichts damit zu tun, dass du schwächer wärst oder weniger Willenskraft hättest als andere. Du bist einfach anders und das ist gut so!

Wie kommt es aber, dass gerade Backwaren für uns so viel Suchtpotential haben? Das hängt zu einem großen Teil mit der Kruste zusammen. Die Kruste von Brötchen, Brot und anderen Backwaren ist besonders lecker, wenn sie goldbraun und frisch ist. Dann sind die Geschmacksstoffe am intensivsten und die Konsistenz ist knusprig fest.

Doch wie entsteht diese Kruste? Das ist eigentlich ganz einfach, dafür sorgen zwei Reaktionen: eine Karamellisierungs-Reaktion und die Maillard-Reaktion. Diese Prozesse bräunen den Teig und verändern Geschmack und Konsistenz. Für beide chemischen Reaktionen benötigt man Hitze und die ist ja die Voraussetzung beim Backen. Während sich beim Karamellisieren die Kohlenhydrate im Teig verändern, sind es bei der Maillard-Reaktion Bestandteile von Proteinen, die sogenannten Aminosäuren, die bei Hitze eine Reaktion eingehen. Sie sorgen für die köstlichen Röstaromen, die so verführerisch duften und schmecken.

Um vollends zu verstehen, wieso wir jedes Mal schwach werden, obwohl wir doch eigentlich sicher wissen, dass es für uns das Beste wäre, diesmal die Diät durchzustehen und endlich abzunehmen, müssen wir uns mit unserem Unterbewusstsein befassen. Es spielt eine sehr große und wichtige Rolle, auch wenn wir das normalerweise gar nicht mitbekommen. Denn es ist nur allzu oft der Ursprung unserer Emotionen. Und genau hier liegt der Hund begraben: Denn Essen bedeutet für uns viel mehr als nur die Ernährung unseres Körpers. Es dient uns nämlich ganz häufig dazu, emotionale und energetische Missstände auszugleichen und uns glücklich zu machen.

Gerade Frauen passiert es sehr häufig, dass Düfte mit sehr frühen Erinnerungen und Emotionen verknüpft sind. Nehmen wir einen Duft wahr, der in unserer frühesten Jugend mit einer wichtigen Emotion verknüpft war, dann wird dieser in uns genau diese Erinnerungen und Emotionen erneut aufleben lassen.

Genau solche frühkindlichen Gefühle sind es häufig, die uns emotional besonders nahestehen. Diese sind verbunden mit Empfindungen wie, geliebt werden, Geborgenheit, Si-

cherheit oder Akzeptanz. Sind es nicht solche Gefühle, die das
Leben lebenswert machen? Da verwundert es doch überhaupt
nicht, wenn du dir diese Gefühle mithilfe eines frisch gebackenen Brötchens oder einer herrlich nach Kuchen duftenden
Küche selbst verschaffen möchtest. Essen ist also viel mehr als
nur die Befriedigung körperlicher Bedürfnisse. Sie „hält Leib
und Seele zusammen", wie ja auch schon der Volksmund weiß.

Also halten wir fest: Wer immer wieder kohlenhydrat-
haltige Speisen sucht und ohne sie nicht leben kann,
sollte die Chance dazu bekommen, eine Diätform an
die Hand zu bekommen, die ihm auch den Genuss solcher Lebensmittel ermöglicht. Denn auf Dauer kann
kein Mensch gegen seine Natur angehen, da kann der
Wille noch so stark sein. Lass dir also gar nicht erst etwas Anderes einreden!

Wie du mit deinem Thermomix ganz köstliche Brote und
Backwaren herstellen kannst, zeige ich dir im Rezepte-Teil
dieses Buches. So kannst du nicht nur schnell und erfolgreich
abnehmen, sondern ein Leben lang schlank und auch gesund
bleiben.

2.10 Welchen Stellenwert Brot und Kuchen für die Ernährung haben

Die wohl erste Kultur, die sich mit dem Zubereiten von Brot
einen Namen machte, waren die antiken Ägypter. Sie entdeck-
ten, dass Getreide, nicht nur zu Brei verkocht, sondern auch
auf heißen Steinen und in speziell entwickelten Backöfen ausgebacken werden kann. Über Rom kommend, fand das Brot
bald schon Einzug in die meisten Küchen Europas und später
von diesen sogar in die Kolonien, wo sie in Afrika und auf dem
amerikanischen Doppelkontinent bekannt wurden.

Wenn auch Brot früher eher eine Festspeise war, setzte
sie sich mit der Verbesserung und der Ertragssteigerung des

Ackerbaus immer mehr als Alltagsspeise durch. Ähnlich verhält es sich mit süßen Gebäcken. Früher der größte Luxus, der meist nur an reichen Fürstenhöfen gereicht wurde, waren sie noch zu Zeiten unserer Eltern der Genuss an Festtagen und die Krönung des Wochenendes. Die sonntägliche Kaffeetafel wurde regelrecht zelebriert und mit den herrlichsten Kreationen aus dem Backofen gekrönt.

Heute ist es für uns möglich, mit verhältnismäßig wenig Aufwand, täglich die köstlichsten Gebäcke zu zaubern. Die Zutaten sind fast in jedem Lebensmittelgeschäft erhältlich, teilweise sogar in allerbester Bioqualität, und dank moderner Küchengeräte wie Einbauherd und vor allem dem vielseitigen Thermomix, ist backen wirklich kein Hexenwerk mehr. Es macht Freude, ist eine kreative Freizeitbeschäftigung und so vielseitig wie nie.

Backwaren, vor allem süße, haben heute zwar den Status eines Luxuslebensmittels verloren, sind jedoch weiterhin unsere ganz großen Favoriten. Immerhin hat die Gesellschaft für Konsumforschung ermittelt, dass jeder deutsche Haushalt im Jahr 2017 44,1 kg Brot gekauft hat. Doch das sind nur die Zahlen für Brot. Auch Brötchen, Teilchen und Kuchen landen immer mehr und immer häufiger auf unserem Tisch! Immerhin packen wir uns laut dem Landesinnungsverband des Thüringer Bäckerhandwerks durchschnittlich 5 Mal Brot, 4 Mal Brötchen und die restlichen Kleingebäcke immerhin 2 Mal pro Woche auf den Tisch. Alles zusammen würde dies, so die Bäckerinnung, immerhin 238 Gramm Backwaren pro Tag ausmachen! Guten Appetit!

2.11 Warum Abnehmen mit Brot und Kuchen funktionieren kann

Brot und Kuchen nehmen Menschen schon seit Jahrhunderten zu sich. Doch sind deswegen alle Menschen dick, nur, weil sie Backwaren essen? Nein, das sind sie nicht. Das hat auch gute

Gründe. Denn Brot und andere Backwaren machen schnell satt und versorgen uns mit wertvollen Nährstoffen. Denke daran, damit du erfolgreich und vor allem dauerhaft abnehmen kannst, musst du deinen Körper ernähren. Du musst ihm all das geben, was er braucht, um rundherum gesund bleiben zu können. Wichtig ist nur, dass diese wertvollen Nährstoffe nicht mit einem Übermaß an Energie daherkommen, die du gar nicht verbrauchen kannst.

Wählst du die Zutaten deiner Backwaren sowie die Lebensmittel, die du zu deinen Backwaren isst, gezielt aus, kannst du dich sehr gut vollwertig ernähren und dabei schlank und gesund bleiben. Vor allem dann, wenn du deine Backwaren schnell, bequem und nährstoffschonend mit deinem Thermomix zubereitest, weißt du stets, was in ihnen enthalten ist und hast immer die Kontrolle.

Natürlich ist es immer einfacher, die Figur zu halten, wenn du ohnehin schon schlank bist. Doch auch wenn du übergewichtig bist, kannst du mit den richtigen Zutaten leicht und dauerhaft an Gewicht verlieren und dabei genießen.

Damit dies klappen kann, findest du im Rezeptteil leckere Rezepte für die köstlichsten Backwaren. Süße, salzige und pikante. Und Aufstriche, die du in deinem Thermomix schnell, leicht und ultrafrisch zubereiten kannst, findest du im Bonusheft zum Download.

2.12 Welche speziellen Zutaten lassen die Pfunde purzeln?

Sicher abnehmen, ohne dein bisheriges Leben und deine Essensgewohnheiten ein wenig zu verändern, das funktioniert nicht. Immerhin hat dich dein aktuelles Leben ja genau dorthin gebracht, wo du gerade bist: an den Punkt, an dem du mit deinem Körper nicht mehr zufrieden bist.

Du möchtest jetzt also abnehmen. Doch dabei auf deine geliebten Backwaren verzichten, das möchtest du nicht.

Wunderbar. Dann solltest du dich kurz noch einmal an das erinnern, was wir zuvor schon einmal über Kohlenhydrate erfahren haben: Sie sind schnelle Energie für deinen Körper. Allerdings wird dein Organismus gerade Kohlenhydrate sehr effektiv in Fettpölsterchen einlagern, wenn du mehr davon zu dir nimmst, als du verbrauchen kannst.

Das heißt, eine Maßnahme, die dir dabei hilft, mit Backwaren schlank zu werden, ist definitiv, dich **ausreichend zu bewegen**.

Wenn du es schaffst, einen Teil, der in deinem Backwerk enthaltenen **Kohlenhydrate durch Proteine** zu ersetzen, kann dir dies bei der Challenge auch wertvolle Vorteile bringen.

Eine dritte Maßnahme ist es, besonders kohlenhydratreiche Backzutaten durch solche zu ersetzen, die **weniger für den Menschen verwertbare Kohlenhydrate** enthalten.

Ein ganz zentraler Kandidat ist hier definitiv der Zucker. Deswegen möchte ich auch mit ihm beginnen.

Der in Deutschlands Küchen und Backstuben allgegenwärtige **Haushaltszucker** ist ein Süßstoff natürlichen Ursprungs. In Deutschland wird überwiegend Zucker verwendet, der aus Zuckerrüben gewonnen wird. Es gibt bei uns aber auch welchen zu kaufen, der aus Zuckerrohr gewonnen wird. Pro Gramm bringt er 4 Kilokalorien an Energie ein. Das klingt erst einmal nicht nach viel, jedoch pendelt sich der jährliche Pro-Kopf-Verbrauch in Deutschland seit den frühen 60er Jahren, laut statista.de um Werte zwischen 30,3 und knapp 36 Kilogramm pro Jahr ein. Wenn Max Mustermann ein durchschnittliches Mustergewicht von 75 kg hat, dann isst er im Jahr fast die Hälfte seines Körpergewichts in Weißzucker. Das machen alleine für den Zucker jedes Jahr 145.800 Kilokalorien (bei 36 kg Zucker)!

Lass uns jetzt einfach mal den Faden theoretisch weiter spinnen: Wenn du 7.000 kcal einsparen musst, um ein Kilogramm Körpergewicht zu verlieren, würdest du, alleine durch das konsequente Weglassen von Weißzucker 20,8 Kilogramm Körpergewicht im Jahr verlieren können! Wow, das muss man sich einmal auf der Zunge zergehen lassen. Ob dies in der echten Welt natürlich auch so geht, wage ich jetzt einfach mal zu bezweifeln, trotzdem bin ich, wie du wahrscheinlich auch, sehr beeindruckt.

Den allermeisten von uns wird das nicht so ganz leicht gehen und lass dir gesagt sein, es ist auch nicht nötig, dass du komplett auf jeglichen Weißzucker verzichten musst. Doch du siehst, welch großes Potenzial allein hier besteht.

Bevor wir uns die Alternativen zu Weißzucker genauer betrachten, möchte ich noch einmal auf die Funktionen eingehen, die der Zucker beim Backen hat:

- hilft den Mikroorganismen bei der Gärung
- schmilzt bei 186 °C und beginnt dann schnell mit dem Karamellisieren (wird braun, wenn du nicht aufpasst: schwarz!)
- der Teig wird größer, feinporiger, knuspriger, zarter
- bringt Volumen ein
- verbessert den Geschmack
- sorgt für eine schöne Bräunung und eine knusprige Kruste
- bei Teigen mit hohem Zuckeranteil, karamellisiert der Zucker merklich und sorgt für die knackige, feste Konsistenz
- dient als Dekoration

Am einfachsten scheint mir das Thema Dekoration: Es muss ja nicht gleich der Zuckerguss, die Fondant-Decke oder der Puderzucker sein. Bei Torten kannst du einen Teil der Creme aufbewahren und zum Verzieren verwenden. Beeren, Kirschen und andere Früchte sind ebenfalls immer gern gesehen. Auch ein paar schöne, essbare Blüten schmücken jeden Kuchen genauso kalorienfrei wie Kerzen. Möchtest du etwas auf den Kuchen streuen, kannst du hierfür oft auch Backkakao nehmen. Auch zuckerfreier Baiser ist nicht nur schön anzusehen, sondern schmeckt auch genauso, wie du es vom Bäcker her kennst. Er dekoriert nicht nur säuerliche Obstkuchen mit Rhabarber, Himbeeren und Johannisbeeren, du kannst ihn auch zu schönen Formen und Motiven (Schwäne, Herzen, Schriftzüge) spritzen und damit sogar leichte Torten zu einem unvergesslichen Erlebnis machen. Dazu wird der Zucker durch einen Zuckeraustauschstoff ersetzt. Im folgenden Rezept durch Xucker Light.

Rezept: Zuckerfreie Baiser Masse

Zunächst musst du sicherstellen, dass weder dein Mixtopf noch dein Rühreinsatz (Schmetterling) auch nur im Geringsten mit Fett verunreinigt sind. Setze also deinen Mixtopf zur Vorsicht zunächst auf deinen Thermomix und setze den Rühreinsatz ein. Fülle warmes Salzwasser in den Mixtopf und lasse ihn für 20 Sekunden auf Stufe 4 laufen. So reinigt und entfettet er zuverlässig. Schütte das Salzwasser anschließend weg. Trockne deinen Thermomix gut aus.

Dann gibst du

- 100 g Xuckerkristalle (die handelsübliche Form)

in deinen Mixtopf. Auf Stufe 10 für 10 Sekunden mit dem Mixmesser bearbeiten. Du kannst zwischen Topfdeckel und Messbecher ein Stück Küchentuch klemmen, sonst wird es eventuell ein wenig staubig in deiner Küche. Gib den so erzeugten Puderxucker in eine Schüssel und stelle ihn für später zur Seite. Achte darauf, dass dein Rührtopf wieder schön sauber ist, bevor du mit den Eiern beginnst.

Nun gibst du

- 4 Eiweiß (sauber vom Eigelb getrennt, sehr wichtig!), sowie
- 1 Prise Salz

in deinen Mixtopf und stellst ihn auf Stufe 4 bei 80 °C für 5 Minuten ein, um den Eischnee aufzuschlagen. Wichtig ist, dass du dabei den Deckel weglässt, denn dein Thermomix soll ja beim Schlagen so viel Luft wie möglich unter die Eiweißmasse heben.

Danach stellst du den Thermomix, diesmal ohne Temperatur für weitere 7 Minuten auf Stufe 2. Achte darauf, jetzt wirklich nur noch auf Stufe 2 zu schlagen. Lass dir die erste Minute des Rührens Zeit, den Xucker einrieseln zu lassen. Nun verringert sich zu Beginn erst wieder das Volumen der Baiser Masse. Du wirst aber sehen, dass sie bald wieder fester wird. Prüfe nun zunächst, ob sich der Xucker auch tatsächlich vollständig aufgelöst hat.

Nun ist die Baiser Masse fertig und du kannst sie, je nachdem, was du damit anstellen möchtest, in einen Spritzbeutel füllen oder auf einen Kuchen streichen.

Für Meringue, die französische Variante, spritzt du die Masse mit dem Spritzbeutel in der Form deiner Wahl auf zwei Backbleche, die du zuvor mit Backpapier ausgelegt hast und trocknest sie anschließend bei 90 – 100 °C Umluft im Ofen für bis zu 2 Stunden, abhängig vom Volumen deiner Meringuen. Am besten prüfst du immer wieder, wie weit deine wattezarten Lieblinge gerade sind und passt die Trockenzeit nach Bedarf an. Wenn sie trocken genug sind, klingen sie beim Anklopfen leicht hohl. Wichtig ist, dass du dabei die Backofentür einen Spalt weit offenlässt, damit der Wasserdampf entweichen kann.

TIPP: Du kannst deine Baiser Masse sehr schön geschmacklich variieren, indem du etwa 2 Teelöffel lösliches Kaffeepulver oder auch Kakaopulver unter den Xucker rührst, bevor du diesen zum Eischnee gibst. Das verändert die Farbe in ein schönes Beige, was besonders die Herren der Schöpfung überzeugen sollte. Zudem sind die luftigen Schönheiten dann nicht mehr so süß. Du kannst deine Baiser Masse aber auch mit Aromen geschmacklich an deinen Kuchen oder deine Torte anpassen.

Möchtest du dekorative Rosen, Hütchen, Rosetten und andere Deko-Elemente aus deinen Baiser zaubern, kannst du zunächst die entsprechende Lebensmittelfarbe (am besten Gel-artige nehmen, die nicht zu flüssig ist) in deinen Spritzbeutel füllen, darauf die Baiser Masse einfüllen und los spritzen. Das ergibt mit ein wenig Übung sehr schöne farbliche Akzente, die auch anderen Formen einen angenehmen Touch verleihen. Bist du nicht so geübt im Umgang mit dem Spritzbeutel, tut es auch ein wenig flüssige Lebensmittelfarbe, die du in der letzten Minute in die Masse einlaufen lässt.

Nun kennst du schon einen Zuckeraustauschstoff, der zum Backen geeignet ist: **Xucker Light** oder auch **Erythrit**. Es handelt sich dabei um eine kalorienfreie Alternative zu Zucker, die allerdings nur etwa 70 % der Süßkraft von Zucker hat. Du kannst natürlich aber jederzeit die Menge an deinen Geschmack anpassen, allerdings solltest du die Menge auf höchstens 20 % des Gewichts deines kompletten Teigs begrenzen. Außerdem ist es gut zu wissen, dass mit Erythrit gesüßte Lebensmittel abführend wirken können, wenn du es mit dem Naschen übertreibst.

Nährwertangaben pro 100 g:

11 kcal, 0,1 g Fett, 0,1 g Kohlenhydrate, 2,5 g Proteine

0 Punkte pro 100 g

Erythrit wird per Fermentation aus Maisstärke gewonnen, also praktisch natürlich und soll auch einen positiven Einfluss auf die Zähne haben.

> **TIPP:** Erythrit immer zunächst zu Puder-Erythrit vermahlen, bevor du es beim Backen einsetzt. Denn es hat die Eigenschaft, sich nach dem Abkühlen in feste Kristalle zu verwandeln, was beim Kauerlebnis stören kann.

Stichwort Zähne: auch **Xylit** ist als Süßstoff bekannt, der deine Zähne gesund erhalten kann. Deswegen ist er häufig in zuckerfreien Kaugummis enthalten, die besonders gut geeignet sein sollen, die Zähne wieder mit Mineralien aufzufüllen. Xylit wird aus Bäumen hergestellt und hat 40 % weniger Kalorien als Weißzucker.

Zum Backen eignen sich besonders Süßstoffe in kristalliner Form. Sie sind streufähig und helfen so dabei, den Kuchen zu binden, und bringen auch etwas Volumen ein. Flüssige Süßungsmittel sind dagegen eher zum Zubereiten von Cremes, Süßspeisen und kalte Desserts geeignet. Hier eine übersichtliche Tabelle mit infrage kommenden Süßstoffen fürs Backen.

Süßstoff	natürliche Ausgangs stoffe	Süßkraft im Vergleich mit Zucker	Kalorien pro 100 g (Zucker 405 kcal!)	Eigenge schmack	Glykä mischer Index	sonstiges	ca. Kilopreis
Erythrit	ja	70 %	20	0	0	Antikaries, leicht abführend	ab 6.-€
Xylit	ja	100 %	240 kcal	0	10	Antikaries, leicht abführend	10.-€
Stevia (reines Stevia Extrakt)	ja	300.000 % => 100 g Stevia= 30 kg Zucker!	0	gering nach Lakritze, etwas krautig bei manchen Herstellern	0	zahnfreundlich, hemmt Plaquebildung, durch die hohe Süßkraft praktisch kein Volumen	100 g ca. 20.-€ (Sonderstellung wegen der hohen Süßkraft)
Yacon Pulver	ja	30-50%	276 kcal	fruchtig	1	lässt sich in Flüssigkeiten schlecht auflösen => besser Sirup, nur bedingt zum Abnehmen geeignet, da durch geringere Süßkraft, bei gleicher Süßung mehr Kalorien zugeführt werden!	ab ca. 75.-€

Nicht nur Zucker ist ein Energieträger erster Klasse, sondern auch **Fett**. Rührteige basieren zum Beispiel üblicherweise auf einer Butter-Zucker-Masse oder in weniger feinen Rezepten auch auf einer Margarine-Zucker Masse. Es geht dabei in erster Linie also um die Verbindung Fett mit Zucker, meist mehr oder weniger im Verhältnis 1:1. „Der Himmel auf Erden" für die einen, „die Kalorienhölle" für die anderen! Denn immerhin schlägt diese wohlschmeckende Masse mit munteren 578 kcal pro 100 g zu Buche. Die kannst du jedoch ganz einfach einsparen: entweder durch Apfelmark (gerne selbst in deinem Thermomix aus rohen Äpfeln selbst gemust) oder durch Magerquark oder ein anderes fettarmes Milchprodukt (Joghurt, Skyr etc.) austauschen! Nur auf 1 – 2 Eier solltest du nicht verzichten. Mit diesen lässt sich die Masse schön cremig rühren, bevor du die restlichen Zutaten in deinen Thermomix einwiegst.

Überzeugen dich diese Vorstellungen jedoch nicht, kannst du auch in deinem Thermomix schnell und einfach eine **fettreduzierte Joghurtbutter** selbst herstellen.

Rezept: Fettreduzierte Joghurtbutter

Gib dazu

- 400 ml Schlagsahne und
- 200 ml Naturjoghurt
- 1 Prise Salz

in deinen Mixtopf. Rühre die Masse mit dem Schmetterling für 7 – 8 Minuten auf Stufe 4. Wenn sich oben Masse sammelt, schiebst du sie einfach mit dem Spatel nach unten. Gieße die Butter anschließend in eine Schüssel, in die du ein Sieb eingelegt hast. Die Flüssigkeit ist Buttermilch, die du anderweitig verwenden kannst. Spüle die Butter unter sehr kaltem Wasser ab und drücke sie sorgsam aus. Forme sie anschließend zu einem Stück in deiner Lieblingsform.

TIPP: Diese Joghurtbutter ist nicht genauso lange haltbar wie gekaufte Butter. Friere sie also lieber portionsweise ein und taue sie bei Bedarf auf, sodass du immer leckere, frische Butter zur Verfügung hast.

Nährwerte pro 100 g:

341 kcal, 36,8 g Fett, 6,2 g Kohlenhydrate, 5,2 g Eiweiß.

3 Punkte pro 100 g

Betrachten wir uns den Unterschied, so hat handelsübliche Butter 752 kcal auf 100 g, während deine selbstgemachte Joghurtbutter nur 341 kcal aufweist! Das ist zwar immer noch viel, im Vergleich mit den 49 kcal aus 100 g ungesüßtem Apfelmark oder den 67 kcal von Magerquark, aber zumindest ist es eine Alternative. Immerhin sparst du damit schon einmal eine Kalorienmenge, für die du fast 2 Stunden spazieren gehen müsstest.

Ein weiterer großer Kalorienfaktor ist das **Mehl** in deinem Teig. Du kannst also Kalorien einsparen, indem du Teig zubereitest, der mit wenig Mehl auskommt und am besten zusätzlich, wo es passt, noch einen Teil des benötigten Mehls durch Haferkleie ersetzt. Diese hilft nicht nur, den Cholesterinspiegel niedrig zu halten. Sie hat auch einen niedrigeren glykämischen Index als Mehl und ist voller sattmachender Ballaststoffe. Dabei hat Haferkleie 331 kcal auf 100 g. Dieser Wert entspricht zwar in etwa dem Wert von Weizenmehl, doch dies wird durch den Mehrwert, den Haferkleie mitbringt, allemal wettgemacht.

2.13 Besonders schlanke Teige

Für jede Teigart gibt es ein Grundrezept. Es ist praktisch die Essenz dieser Teigart. Dieses Grundrezept wird dann, je nach gewünschtem Ergebnis, abgewandelt, um das Geschmackserlebnis zu verändern, den Teig an die Backform anzupassen oder ihn für bestimmte Anlässe effektiver zu gestalten. So kann ein Hefeteig zu Brot, Brötchen, Pizza und Co. verarbeitet werden, aber auch für Obstkuchen als Grundlage dienen oder sogar den Teig für eine Torte darstellen, wie es zum Beispiel beim Bienenstich der Fall ist.

Rezept: Grundrezept für einen süßen Hefeteig

- 290 g Milch
- 1 Päckchen Trockenhefe
- und 65 g Zucker in deinen Mixtopf einwiegen. Das Ganze auf 37 °C einstellen und für 2 Minuten auf Stufe 2 vermischen.
- 500 g Weizenmehl (Type 405 oder 550)
- 1 Ei
- 1 Teelöffel Salz

zu der Masse dazugeben und für 3 Minuten auf der Knetstufe bearbeiten lassen. Fülle deinen Teig dann in eine andere Schüssel um und lasse ihn für 1 Stunde abgedeckt an einem warmen Ort stehen. Nachdem dein Teig seine endgültige Form hat, noch einmal für 15 Minuten gehen lassen, bevor du ihn anschließend bei 150 °C im Ofen bäckst. Die Dauer hängt davon ab, welche Art Gebäck du machst. Zählen wir alle Zutaten zusammen, erhalten wir folgende Nährwerte:

Pro Stück, (wenn du deinen Kuchen in 12 Stücke schneidest):

188 kcal, 1,9 g Fett, 36,1 g Kohlenhydrate und 5,9 g Eiweiß

6 Punkte pro Portion

Rezept: Grundrezept für einen Rührkuchen

- Wiege 250 g zimmerwarme Butter in den Mixtopf, gib
- 6 Eier und
- 250 g Zucker dazu. Rühre die Masse auf Stufe 4 für eine Minute schaumig.
- 250 g Mehl
- 1 Päckchen Vanillinzucker und
- 1 Päckchen Backpulver

hinzugeben. Alles jetzt für weitere 20 Sekunden auf Stufe 6 verrühren. Dabei kannst du mit dem Spatel etwas nachhelfen, sodass alles wirklich gut miteinander verrührt wird.

Wie es nun mit deinem Teig weitergeht, bestimmst du. Lasse ihn wie er ist und backe ihn in einer passenden Form aus. Mache Muffins, Cakepops oder Waffeln daraus oder ergänze ihn zu den herrlichsten Kreationen. Deiner Fantasie sind keine Grenzen gesetzt.

Pro Stück (wenn du deinen Kuchen in 12 Stücke schneidest):

369 kcal, 21,5 g Fett, 36,5 g Kohlenhydrate und 6,7 g Eiweiß

15 Punkte pro Stück

Möchtest du also deine Diät auf Kalorienzählen basieren lassen, wirst du feststellen, dass dem Hefekuchen mit etwa 188 kcal das deutlich „schlankere" Grundrezept zugrunde liegt. Erinnerst du dich, an Max und Maximiliane Mustermann aus dem Kapitel, in dem wir den Kalorienbedarf errechnet haben? Er wird Gewicht verlieren, wenn er täglich 3.421,5 kcal zu sich nimmt, und sie, wenn sie sich etwa 2.299,2 kcal gönnt.

Ernähren sie sich allgemein sehr gesund und achten darauf, dass sie viel Obst und Gemüse zu sich nehmen, dann können sie sich durchaus mehrmals pro Woche ein solches Stück Kuchen gönnen, ohne deswegen zuzunehmen. Es sollte bei solchen Grundrezepten allerdings dann unbedingt bei einem Stück pro Tag bleiben. Immerhin macht ein solches Stück Rührkuchen schon etwa 10 % des Tagesbedarfs von Max und ca. 20 % des Tagesbedarfs von Maximiliane aus! Mit 5 Stücken wären die Teller der restlichen Mahlzeiten bei ihr also komplett leer!

Damit du trotz deines Wunsches, abzunehmen ruhig auch ein zweites Mal zufassen darfst, habe ich für dieses Buch also die Rezepte „schlanker" gemacht. So macht Abnehmen auch Brot- und Kuchen-Liebhabern Spaß!

Je nachdem, welche Form des Abnehmens und allgemein welche Ernährungsform du für dich gewählt hast, musst du die Zutaten entsprechend betrachten und gegebenenfalls austauschen. Vegane Kost? Kein Problem. Tausche Butter, Milch, Joghurt und Quark einfach durch pflanzliche Alternativen aus.

Laktoseintoleranz? Dito, tausche die Laktose haltigen Zutaten einfach in Laktose freie. Hier ist allerdings Vorsicht geboten, wenn du nicht auf Kuhmilchprodukte verzichten möchtest: Die Laktase, die dazu verwendet wird, die Laktose in solchen Produkten abzubauen, verändert den Geschmack dieser Milchprodukte. Sie werden deutlich süßer. Lass also unbedingt einen Teil der süßenden Zutaten weg. Probiere dazu am besten ein wenig Teig und gib nach und nach so viel Süße zu, wie du möchtest. Notiere die verwendete Menge, um beim nächsten Mal genaue Angaben zu haben.

Auch, wenn du andere Ernährungsformen vorziehst, kannst du nach den Richtlinien, die dabei gelten, die geeignetsten Rezepte und Zutaten auswählen. Dabei hast du viel Spielraum. Wichtig ist nur, dass dir am Ende dein Ergebnis schmeckt und die Konsistenz passt.

3 Abnehmen und Backen mit dem Thermomix

Mein Thermomix ist aus meiner Küche gar nicht mehr wegzudenken. Nicht nur, dass er mich beim Kochen unterstützt, auch beim Backen hat er eine Menge drauf. Erfahre hier wie du deinen Thermomix am besten zum Backen einsetzt.

3.1 Warum dich dein Thermomix beim Abnehmen so gut unterstützen kann

Dein Thermomix hat die Macht dazu, dein Leben schlank zu machen. Denn erfolgreiche Diäten erfordern, dass du den Großteil – am besten alle – deiner Mahlzeiten selbst zubereitest. Nur so hast du stets genau unter Kontrolle, was auf deinem Teller landet! Und darauf kommt es doch an: hochwertige Lebensmittel, schonend verarbeitet. So erhältst du die größtmögliche Menge an wertvollen Nährstoffen. Qualität ist eben das Wichtigste überhaupt. „Leere Kalorien" haben keine Chance. So hilft dir dein Thermomix nicht nur dabei, schlank zu sein oder zu werden, sondern auch, deine Gesundheit zu erhalten.

3.2 Wie du beim Backen das Beste aus deinem Thermomix holst

Dein Thermomix ist viel mehr als nur eine Küchenmaschine – auch beim Backen. Sicher, du kannst natürlich nicht in ihm backen, aber alle anderen Arbeiten rund um Brot, Brötchen, Kuchen und Co. vereinfacht er für dich. So kannst du nicht nur leckere, sondern auch schlanke Gebäcke herstellen, die alle Familienmitglieder überzeugen – vom ersten Tag an!

Du wirst sehen, dass sich im Laufe deiner Thermomix-Karriere dein Einkaufsverhalten deutlich verändern wird. Wo du früher fertig vorbereitete Produkte und sogar komplett fertige Mahlzeiten eingekauft hast, wirst du immer häufiger zu unverarbeiteten Lebensmitteln greifen! Das ist eine tolle Sache, denn so kannst du die volle Verantwortung für deine Figur und die Gesundheit deiner Familie übernehmen! Das macht Spaß, schmeckt intensiver und du kannst mit den besten Rezepten glänzen.

Käse? Ja, da nehme ich doch den vielseitigen und günstigen Klotz. So mache ich mir im Handumdrehen meinen eigenen Streukäse, vielleicht sogar aus verschiedenen Käsesorten, um die leckersten Aufläufe und Gratins zu zaubern. Nüsse? Ja gerne die ganzen Kerne. Die bleiben länger frisch und sind schnell in genau der richtigen Stärke zermahlen. Mehl? Ja gerne immer wieder, muss aber nicht. Denn wenn ich im Naturkostladen oder vielleicht sogar direkt in der Mühle ganze Getreidekörner kaufe, macht mir mein Thermomix jederzeit genau die Menge frisch gemahlenes Mehl, die ich brauche. Gewürzmischungen? Nein danke, die mache ich mir jetzt selbst! Das geht super schnell und schmeckt besser. Denn die Aromen kommen frisch gemahlen besonders köstlich zur Geltung – so wie zum Beispiel bei diesem **Lebkuchengewürz:**

Rezept: Lebkuchengewürz

Gib

- 1 Teelöffel Piment
- 1 Teelöffel Anissamen
- 1 Teelöffel Fenchelsamen
- 1 Teelöffel Ingwerpulver (bitte nimm keinen frischen Ingwer, er verringert extrem die Haltbarkeit)
- 2 Zimtstangen
- 1 Muskatnuss
- 2 Teelöffel Nelken
- 2 Teelöffel Koriandersamen
- 2 Teelöffel Kardamom

in den Mixtopf deines Thermomix. Setze den Deckel auf und lege in das Loch im Deckel ein Stück Küchentuch, bevor du den Messbecher aufsetzt, sonst könnte es eine staubige Angelegenheit werden. Immerhin willst du ja ein sehr fein gemahlenes Lebkuchengewürz, das deinem Gebäck eine ganz gleichmäßige Geschmacksnuance gibt.

Stelle deinen Thermomix für 60 Sekunden auf Stufe 10, um die Gewürze zu mahlen. Die Zeit ist deshalb so lange, da du ja sehr harte Gewürze zu ganz feinem Pulver bereiten möchtest, das benötigt sogar im Thermomix ein wenig Zeit.

Lass den Mixtopf erst noch ein wenig ruhen, bevor du ihn öffnest, so kann sich das Pulver schon einmal ein wenig absetzen. Fülle das fertige Lebkuchengewürz in ein Schraubglas oder ein ähnliches Gefäß oder verwende es sofort zum Backen oder auch kochen.

Wenn du im Thermomix schwere, feste Teige mischst, kann es dir passieren, dass dieser zunächst erst gar nicht aus dem Mixtopf plumpsen will. Das ist jedoch gar kein Problem.

Wende den Topf auf den Kopf und drehe dann mit deinen Händen an dem grauen Rad, das das Messer antreibt. So löst sich der Teig schnell aus dem Mixtopf. Bleibt noch wertvoller Teig am Messer kleben, stellst du den Mixtopf einfach noch einmal in den Thermomix und stellst diesen für wenige Sekunden auf Turbo. So schleudert es den Teig an die Topfwand und du kannst sie jetzt ganz einfach mit dem Spatel auskratzen.

Du willst Kekse backen, hast aber keinen Ausstecher zur Hand? Das Problem ist schnell gelöst: Nimm einfach den Messbecher deines Thermomix oder auch ein kleines Glas als schnelle Hilfe zur Hand. Mit diesen beiden Notlösungen kannst du bestimmt einige kreative Hingucker kreieren.

Du hast Marmelade oder einen anderen Aufstrich im Thermomix gezaubert, aber keinen Trichter zur Hand, um die Köstlichkeit in ein Glas umzufüllen? Gar kein Problem. Dann lege einfach den Deckel des Mixtopfs mit der Innenseite nach oben auf dein Einmachglas, so dient er als Manschette, durch die alles fein säuberlich ins Glas läuft und nichts daneben.

Wenn du schnell bis zu 250 g Apfelmark für deine schlanken Rezepte herstellen möchtest, kannst du die grob geschnittenen Äpfel, gerne auch mit Schale, in den Mixtopf geben. Den Gareinsatz darüber und dann kannst du sie auf Stufe 3 für 30 Sekunden pürieren. Wenn sie noch nicht musig genug sind (abhängig vom Reifegrad und der Apfelsorte), noch einmal für weitere 20 Sekunden nachpürieren. Durch den Gareinsatz bleibt das Obst unten und wird somit schneller und gleichmäßiger gemust.

Wenn du dich bisher noch nie an einen Hefeteig getraut hast, weil dir das mit dem Vergären des Teigs alles viel zu kompliziert ist, dann lass dir gesagt sein, diese Zeiten sind mit deinem Thermomix endgültig vorbei. Es ist ganz einfach, wunderbare Hefeteige herzustellen. Ein Grundrezept für einen traditionellen Hefeteig habe ich dir ja schon vorgestellt, hier noch eines, das deiner Figur schmeichelt:

Rezept: Schlanker Hefeteig

Hefe muss aktiv werden, um ihre Teig-treibenden Eigenschaften zu entwickeln. Dies kann sie am besten bei Temperaturen um die 32 °C. Da ist es sinnvoll, dass du die Zutaten schon eine Weile vor dem Zubereiten aus dem Kühlschrank nimmst. Wundere dich nicht, dass in dem Rezept Zucker verwendet wird, doch die soll am Ende nicht *dir* als Nahrung dienen, sondern *der Hefe*. Sie braucht nämlich die Kohlenhydrate aus dem Zucker, um ihre Arbeit zu machen.

Wiege zunächst

- 300 g Mandeln in deinen Mixtopf ein.

Stelle ihn auf Stufe 7 und mahle für 15 Sekunden. (evtl. zuerst nur für 10 Sekunden, dann mit dem Spatel nach unten schieben und erneut für 5 Sekunden mahlen. Dadurch werden die Mandeln gleichmäßiger.) Zur Seite stellen. Nun

- 200 ml Sahne in den Mixtopf,
- 1 Esslöffel Rohrohrzucker und
- 1 Würfel frische Hefe

dazugeben. Das Ganze für 4 Minuten bei 37 °C auf Stufe 1 verrühren lassen. Für 20 Minuten im geschlossenen Mixtopf stehen lassen. Nun

- 70 g Flohsamenschalen

mit dem Mandelmehl vermischen und zu der Hefesahne in den Mixtopf geben.

- 100 ml warmes Wasser dazu,
- eine Prise Salz, sowie
- 2 Eier

in den Topf geben. Lasse den Teig nun für 5 Minuten auf der Knetstufe kneten. Danach einfach den Thermomix ausschalten und den Teig für 30 Minuten im geschlossenen Mixtopf aufgehen lassen. Anschließend den Teig noch einmal für 3 Minuten auf der Knetstufe kneten lassen. Nun in die gewünschte Form bringen und nach Belieben weiterverarbeiten.

Nährwerte pro Portion (bei 20 Stücken):
133 kcal, 9,6 g Fett, 1,2 g Kohlenhydrate, 7,3 g Eiweiß.

5 Punkte pro Portion

Erstaunlicherweise kann sogar die beliebte Tortenbasis, der **Biskuitteig**, seinem Ruf als Figurkiller die Stirn bieten, zum Beispiel mit folgendem Rezept:

Rezept: Biskuitteig

Da du mit deinem Thermomix den Biskuitteig besonders schnell zauberst, solltest du diesmal damit beginnen, deinen Backofen auf 160 °C Heißluft vorzuheizen. Hast du eine Tortenbodenform aus Silikon, kannst du sie direkt befüllen, ansonsten solltest du in einem weiteren Schritt deine Backform fetten und mehlen oder mit Backpapier auslegen.

Nun setzt du den Schmetterling als Rührer in deinen Thermomix ein. Danach schlägst du

- 7 Eier auf und gibst sie komplett in deinen Mixtopf,
- 100 g Xucker dazu wiegen und
- 3 Esslöffel Flüssigsüßstoff

deiner Wahl dazugeben. Das Ganze auf Stufe 4 für 16 Minuten bei 50 °C Temperatureinstellung schön schaumig aufschlagen. Anschließend gibst du nur noch

- 80 g Kokosmehl, sowie
- 1/2 Paket Backpulver

dazu und rührst beides sachte auf Stufe 3 und nur für 3 Sekunden. Gib den Teig nun in deine vorbereitete Form und backe ihn, je nach Höhe für ca. 25 Minuten im Ofen aus.

Nährwerte pro Portion (bei 12 Stücken):
187 kcal, 1,9 g Fett, 36,2 g Kohlenhydrate, 5,9 g Eiweiß.
1 Punkt pro Portion

3.3 So hilft dir dein Thermomix beim Backen deiner schlanken Lieblinge

Ganz klar, bei den meisten Backrezepten brauchst du zu deinem Thermomix auch noch einen Backofen. In diesen Fällen hilft dir dein Küchenroboter aber dabei, den Teig und sonstige Zutaten optimal zu verarbeiten. Das beginnt beim Vermahlen von Getreide, glutenfreien Mehlalternativen, Nüssen, Mandeln und Kokosraspeln zu Kokosmehl, bis hin zur Herstellung von Vorteigen, Cremes, Füllungen, Kuvertüre und Co.

Dabei helfen nicht nur die hohen Drehzahlen und scharfen Messer, sondern auch die Möglichkeit, direkt im Topf die Temperatur einzustellen, die dein Teig oder seine Verfeinerung zum optimalen Gelingen benötigt. Dass du dabei die Möglichkeit hast, die Verarbeitungszeit sekundengenau einzustellen, ist selbstredend. So kannst du vor allem bei langwierigen Rührarbeiten, wie sie zum Beispiel bei Meringue und anderen schaumigen Massen notwendig sind, einfach andere Dinge erledigen, denn du musst nicht neben deinem Thermomix stehen bleiben. Er macht den Job ganz alleine. Dabei ist es ganz gleich, ob du leichte, luftige Massen und Cremes mit dem

Schmetterlingseinsatz zubereitest oder schwere Teige professionell knetest.

Einen wahren (wenn auch nicht gerade klassisch figurfreundlichen) Kuchenklassiker in einer „Light Version" möchte ich dir unbedingt auch noch vorstellen:

Rezept: Kalter Hund

Gib zunächst für die Kekse

- 150 g Butter, in den Mixtopf und lasse sie für 5 Minuten bei 37 °C auf Stufe 2 weich werden. Danach
- 100 g glutenfreie Mehlmischung (in diesem Buch habe ich dir hierfür 2 mögliche Rezepte vorgestellt), sowie
- 3 mittelgroße Eier

in den Mixtopf deines Thermomix geben. Alles bei Stufe 5 für 30 Sekunden vermischen. Nimm den Teig aus dem Topf und gib ihn auf ein mit Backpapier oder Backfolie ausgelegtes Backblech und rolle ihn darauf auf eine Dicke von 5 mm aus. Dabei kann es helfen, wenn du den Teig zunächst mit Frischhaltefolie bedeckst. Lasse die Butterkeksplatte bei 175 °C für 15 Minuten mit Umluft ausbacken. Anschließend schneidest du sie, noch warm, in rechteckige Teigplatten, die mit etwa 0,5 cm Luft an allen Seiten in die Kastenform passen, die du später verwenden möchtest. Lege diese Teigplatten noch einmal umgedreht auf das Backblech und lasse sie für weitere 15 Minuten, diesmal aber bei 150 °C backen. Danach sollten die Kekse auf einem Kuchengitter auskühlen.

Nun geht es an die Schokocreme. Dazu schmilzt du zunächst

- 250 g Kokosfett (kein Kokosöl, sondern das feste Fett) auf Stufe 1 bei 90 °C für 3 Minuten. Dazu kommen dann
- 150 g Puderxucker (den du vorher schnell im Thermomix selber aus Xucker Light herstellen kannst)

- 50 g Backkakao in Pulverform und
- ein Schuss Rumaroma

in den Mixtopf. Verschließen und wieder mit 90 °C diesmal auf Stufe 3 für eine Minute mischen. Während der Rührzeit, nimmst du den Messbecher aus dem Deckel und gibst nach und nach

- 2 Eier

in den Topf. So sollte eine schöne Creme entstehen. Nun geht es los: Lege eine Kastenform mit Backpapier aus und gieße ein wenig von der Creme hinein. Nun legst du die erste Keksplatte auf die Schokolade und gießt wieder von der Creme darauf. So gehst du vor, bis du alle Kekse aufgebraucht hast. Als letzte Schicht wieder Kakao aufgießen. Nun nur noch alles kaltstellen und warten, bis die Creme fest geworden ist.

Nährwerte pro Portion (bei 20 Stücken):

113 kcal, 1,2 g Fett, 21,7 g Kohlenhydrate, 3,6 g Eiweiß

10 Punkte pro Portion

3.4 Vergleich zwischen Thermomix und Teigmaschine

Teigmaschinen gibt es heute in Hülle und Fülle. Doch das war nicht immer so. Viele Jahre träumten Menschen schon davon, sich die zum Teil sehr schwere Küchenarbeit von Maschinen abnehmen zu lassen. Da diese Arbeiten jedoch sehr verschieden sind, haben sich in den vergangenen Jahrhunderten meist Spezialisten auf dem Markt bewährt. Maschinen, die Cremes rühren, Butter schlagen, Gemüse schneiden, hobeln und raspeln, Mehl mahlen, Nudelteig formen, Obst verarbeiten, Fleisch zerkleinern oder Keksteig pressen. Alles zunächst mechanisch und mit Muskelkraft betrieben. Es dauerte jedoch noch bis in das Jahr 1850, als in Frankreich die erste Teigknetmaschine erfunden wurde. So begannen langsam die ersten Maschinen ihren Einzug in professionelle Backstuben. Bis es in deutschen Haushalten so weit war, musste man jedoch noch genau 100 Jahre warten. Denn erst in den 1950er Jahren machten sich die ersten Küchenmaschinen, meist schon mit elektrischem Antrieb, auf dem Markt bemerkbar. Vorher gab es höchstens mechanische Geräte, die dazu in der Lage waren sehr leichte Teige sowie Cremes zu schlagen. Mit schweren Teigen konnte es da noch keine Maschine aufnehmen.

Im Laufe der Jahre kamen immer mehr Funktionen hinzu und heute gibt es nur noch wenige Modelle, mit denen man ausschließlich Teige zubereiten kann. Die Krone dieser Entwicklung stellt jedoch eindeutig der Thermomix dar, denn einen Küchenroboter mit mehr Funktionen wirst du für Geld nicht kaufen können. Der Thermomix ist ein echter Alleskönner, rund um Kochen und Backen. Er ist so vielseitig, dass du ihn jeden Tag nicht nur einmal, sondern gleich mehrfach benutzen kannst. Beim Backen ersparst du dir zum Beispiel das Wasserbad für Kuvertüren und Cremes. Du machst deine Marmeladen und Fruchtaufstriche genauso selbst, wie alle anderen Saucen, Dips und Brotbeläge. Auch Brandteige kannst du durch die Erhitzungsfunktion direkt im Thermomix herstellen.

Dazu kommt, dass der Thermomix im Gegensatz zu normalen Teigmaschinen über ein spezielles Knetprogramm verfügt, mit dem du ein optimales Knetergebnis für alle festen Teige erhältst. Sie bekommen einen guten Zusammenhalt, gehen gut auf und zeigen eine überragende Standfestigkeit.

Ein großer Wirrwarr auf deiner Arbeitsfläche? Mit dem Thermomix gar kein Thema mehr, denn anstatt Küchenwaage, Schüsseln und Töpfe, Mixer, Rührer einzeln herumstehen zu haben, hast du mit deinem Thermomix ein Gerät, das mit kompakten Ausmaßen alle Funktionen in einem Gerät vereint. Während der Backtag anderer Menschen damit beginnt, die schwere Kornmühle aus dem Schrank zu hieven, wiegst du einfach die gewünschte Menge Korn bequem und sauber in deinen Mixtopf ein, Tara-Taste drücken und die nächste Körnerart dazu wiegen, einschalten und schon kann es fast mit dem Backen losgehen.

Doch was ist es im Detail, was das Backen mit dem Thermomix vom Backen mit einer klassischen Küchenmaschine unterscheidet?

Der Thermomix rührt den Teig schneller, denn im Thermomix entwickelt sich durch die Messer das Klebergerüst des Mehls sehr viel schneller, als dies bei Knethaken der Fall ist. Würdest du ihn zu lange im Thermi kneten, würdest du ihn überkneten. Das Ergebnis: kleisterartiger Papp.

Der Teig wird im Thermomix wärmer als in einer Küchenmaschine. Das ist wichtig zu wissen, denn rührst du ihn zu lange, könnte er überhitzen, was die Gare und das Backverhalten deines Brot- und Hefeteigs verschlechtert.

Im Thermomix kannst du Teige bis zu 800 g Gewicht zuverlässig verkneten. Solltest du einmal mehr Teig verarbeiten wollen, etwa, weil Gäste kommen, musst du ihn auf mehrere Arbeitsgänge verteilen. Also jedes Brot einzeln zubereiten. Da du jedoch gerne auch andere Vorbereitungen erledigen kannst, während dein Thermomix rührt, sollte dies kein Problem darstellen.

TIPP: Hast du ein Lieblings-Brotrezept oder findest du ein Interessantes in einem klassischen Rezepte-Verzeichnis, kannst du die Knetzeiten nicht 1:1 übernehmen. Du kannst allerdings folgendes machen: Zunächst verrührst du deine Teigzutaten für eine Minute auf Stufe 3 oder 4. Danach gönnst du ihm 20 Minuten Ruhe. Jetzt kann er ein schönes Klebergerüst aufbauen. Danach noch einmal den Teig für 2 Minuten auf Stufe 4 – 5 im Linkslauf kneten lassen und schon hast du einen sehr schönen, standfesten Brotteig.

3.5 Sonstige Hilfsmittel, die du zum Backen im Haus haben solltest

Wie du siehst, ist dein Thermomix ein echter Tausendsassa und mit dem TM6 kannst du dich gleich noch auf einige nette Funktionen zusätzlich freuen. Der TM6 kann nicht mehr nur auf 120 °C erhitzen, sondern schafft es sogar auf 160 °C und ist damit der erste Kochroboter, mit dem du sogar anbraten oder leckeres Karamell herstellen kannst. Du siehst, selbst der Thermomix kann immer noch eine Schippe drauflegen!

Aber ganz ohne weitere Hilfsmittel geht es beim Backen trotzdem nicht. Doch sei getröstet: Es sind nur sehr wenige!

Ein flexibler **Kunststoffspatel** oder eine **Bäckerkarte** zum Beispiel, wobei auch hier die stolzen Besitzer eines TM6 klar im Vorteil sind, denn dieser bringt schon den allseits bekannten Spatel mit einer flexiblen Kante mit. Damit kannst du den Teig aus der Schüssel holen, hinein in die Backform geben und dort nach Bedarf glattstreichen.

Natürlich solltest du auch die eine oder andere **Backform** im Haus haben. Auf welche Art du dich dabei verlassen möchtest, ist Geschmackssache. Während manche auf **metallene Formen** schwören, möchten andere die praktischen **Silikonformen** nicht mehr missen, da sie bei diesen komplett auf Fetten und Mehlen der Formen verzichten können. Teig einfüllen und los geht es. Allerdings ist es sinnvoll, wenn du solche, flexiblen Formen nimmst, auch ein ganz dünnes **Schneidebrett** zu besitzen. Dies dient dir dann als Unterlage und Schießer, solange der Teig noch roh ist. So bekommst du deinen Teig sicher in den Ofen, ohne dass es ein Malheur gibt oder du dich verbrennst.

An Backformen benötigst du ein **Backblech**, um darauf Kekse oder auch Blechkuchen zu backen, eine **runde Form** und am besten noch eine **Kastenform**. Optional kannst du dir auch spezielle Bleche für Brötchen und Baguettes holen. Diese werden üblicherweise aus **Lochblech** gefertigt, sodass die Hitze auch von unten und den Seiten her gut an die Backwaren herankommen kann. Damit werden diese Kleingebäcke nicht nur besonders gleichmäßig knusprig, sondern behalten auch sehr gut ihre Form. Wenn du ein Fan von Muffins bist, solltest du dir entweder ein spezielles **Muffinblech** kaufen oder **Muffinförmchen** aus Silikon. In diesen kannst du übrigens nicht nur Muffins, sondern auch viele andere Leckereien backen. Zur Not dienen sie auch einmal als Form für hübsche Rühreier und sogar für weiche Brötchenteige sind sie ein sehr guter Formgeber.

Ein gutes **Nudelholz**, das man auch Teigroller nennt, solltest du ebenfalls im Haus haben. Damit kannst du vor allem Hefeteige und Keksteige gleichmäßig flach bekommen. Das geht im schlimmsten Fall zwar auch einmal mit einer sauberen Weinflasche, aber das kann wirklich nur ein Ersatz für den Notfall sein.

Wenn du gerne elegante Cupcakes und dekorative Torten zauberst, solltest du dir vielleicht auch ein **Dekorationsset** für die Backstube besorgen. Diese Art Sets enthalten Spachteln, mit denen du Muster in Cremes zaubern kannst, Stäbchen zum Modellieren und meist auch einen Spritzbeutel. Damit kann man schon eine ganze Menge anstellen.

Ein gutes **Backbrett** oder eine **Antihaft-Backmatte** können auch sehr hilfreich sein, wenn du öfter Hefeteige und Plätzchen zubereitest. So bleibt deine Arbeitsfläche sauber und du hast immer eine stabile Unterlage, ohne unnötig viel Mehl verwenden zu müssen.

Wenn du regelmäßig Brot backst, kann sich auch die Anschaffung des einen oder anderen **Gärkörbchens** rentieren. In Ihnen wird das Brot nicht gebacken. Es wird vielmehr mit Mehl gestäubt und dann mit Teig befüllt, der dann darin seine Gärzeit verbringt. Er passt sich dabei an die Form des Gärkörbchens an und erhält so seine typische längliche oder runde

Laibform. Zum Backen stürzt du den Teigling dann einfach auf das Backblech.

Auch eine **Sprühflasche**, die du mit Wasser füllen kannst, ist vor allem beim Backen von Brot und Brötchen sehr hilfreich. Damit kannst du die Oberfläche direkt vor dem Backen besprühen, um anschließend Körner deiner Wahl darauf besser haften zu lassen. Mit einem Wassersprüher kannst du aber auch deinen Ofen in einen Dampfofen verwandeln. So gehen deine Teiglinge besser auf und die Oberfläche reißt nicht ein.

4 Brote

Gerade, wenn du noch in den Thermomix-Kinderschuhen steckst, wirst du dich vielleicht zu Beginn fragen, wie du denn in dem Küchenroboter Brot backen sollst. Schließlich ist es doch kein Brotbackautomat. Da hast du natürlich vollkommen recht. Der Thermomix ist in der Regel nicht dazu in der Lage, dein Brot auszubacken.

Du brauchst also zusätzlich zu deinem Thermomix noch einen zuverlässigen Backofen, um tatsächlich in den Genuss köstlichen Brotes und anderer Backwaren zu kommen. Da jeder Backofen ein anderes Backverhalten hat, solltest du nicht frustriert sein, wenn ein Rezept einmal nicht gleich auf Anhieb deinen Vorstellungen entspricht.

Auch die beste Bäckerin braucht in erster Linie Erfahrungswerte, um gleichmäßig gute Ergebnisse zu erzielen. Das bedeutet, du musst zum Beispiel mit der Zeit lernen, welche Konsistenz dein Teig braucht, um optimal ausbacken zu können. Diese Konsistenz ist unter anderem vom Flüssigkeitsgehalt, aber auch von den Eigenschaften der Mehle abhängig, die du für deinen Teig verwendest. Verwendest du Vollkornmehl und Kleie für den Teig, musst du bedenken, dass diese sich mit Flüssigkeit vollsaugen und aufquellen. Das fällt bei einem Teig, der nur Weißmehl enthält, natürlich weg. Doch keine Sorge, du wirst schon sehr schnell ein Gefühl dafür entwickeln.

Dein Thermomix ist ein sehr vielseitiges Küchengerät. Er hat mindestens zwölf verschiedene Funktionen. Das bedeutet, dass er ein wahres Allroundtalent ist. Doch wer technische in die Breite geht, kann nicht allzu sehr in die Tiefe gehen. Während also andere Küchenhelfer spezielle Knethaken verwenden, verfügt der Thermomix über sich drehende Messer und einen schmetterlingsförmigen Rühraufsatz.

Da Brotteige jedoch klassische Knetteige sind, kannst du für sie den Rühraufsatz nicht verwenden. Du wirst also zum Teigbereiten mit dem Messer arbeiten. Allerdings ist es nicht sinnvoll, dabei die geschliffene Seite des Messers zu verwenden. Stattdessen setzen wir die stumpfe Kante ein. Das geht ganz einfach, indem du zum Teigbereiten den Linkslauf beziehungsweise Rückwärtslauf aktivierst.

Vor allem dann, wenn du dich daran machst, andere klassische Brotrezepte mit Hefe im Thermomix nachzumachen, wird dir auffallen, dass dieser ganz anders arbeitet als die herkömmlichen Teigmaschinen. Du kannst also nicht einfach „traditionelle Rezepte" unverändert für den Thermomix verwenden.

Damit dein Brotteig richtig gut wird, gibt es den speziellen Teigknet-Modus des TM5. Er hat eine Intervallfunktion, sodass dein Brotteig besonders gut vermischt wird, später gut aufgeht und fluffig wird. Nach dem Kneten lässt du deinen Teig gehen. Das ist wichtig. Eigentlich wäre es besser zu sagen, du lässt ihn gären oder fermentieren. Denn genau das passiert mit deinem Teig. Die Hefe oder auch andere Mikroorganismen, die in deinem Teig leben, benötigen Zeit, um ihren Stoffwechsel zu betreiben. Dabei entwickeln sie Fermente und Kohlenstoffdioxid. Dieses ist für die typischen Blasen in der Brotkrume verantwortlich. Die Gärung oder auch Fermentation lässt den Brotteig aufgehen und richtig schön saftig und locker werden.

Damit ein Brotteig in Form bleibt und nicht beim Backen auseinander läuft, muss er ein sogenanntes Klebergerüst entwickeln. Dieses erreichst du mit ein wenig Handarbeit, die dir aber schon bald ganz leicht von der Hand gehen wird: das Teigfalten.

Dabei legst du den gegorenen, also aufgegangenen Teig auf deine leicht gemehlte Arbeitsfläche. Das geht mit dem speziellen Spatel von Thermomix sehr einfach. Tauche ihn zunächst kurz in Mehl und schabe mit ihm deinen Mixtopf aus. Bemehle auch deine Hände leicht. Nun ziehst du den Teig zuerst mit den Fingern zu einem Rechteck. Danach schlägst du den unteren Rand zur Mitte hin ein, möglichst, ohne dass er reißt. Drücke das Ganze leicht an und falte anschließend die obere Seite zur Mitte hin ein. Wieder festdrücken. Nun kannst du mit dem Handballen den Teig flacher drücken und ihn zum Gären weitere 30 Minuten zugedeckt an einen warmen Ort stellen.

Anschließend kannst du ihn noch zwei weitere Male falten, sodass er eine gute Oberflächenspannung entwickelt. Du wirst merken, dass er tatsächlich fester wird und es dir beim letzten Falten gar nicht mehr so einfach fällt, ihn noch einmal zu falten. Nun kannst du das Brot umdrehen, sodass die glatte Mitte des Teiges nach oben zeigt. Gib dem Laib noch die Form, die du haben möchtest (rund, oval, Baguette etc.). Dazu legst du deine Teigkugel oder den rechteckigen Teigling mit der gefalteten Seite nach oben und drückst ihn mit den Händen etwas flach. Jetzt die obere Seite mit den Händen zur Mitte hin einschlagen. Mit dem Handballen einer Hand festdrücken. Jetzt gehst du an den unteren Teil des Teiglings und rollst die untere Seite zur Mitte hin, sodass ein kleines Paket, ähnlich einem Christstollen entsteht. Wieder den eingefalteten Teil mit den Handballen festdrücken. Nun greifst du deinen Teig so, dass die beiden Daumen in die Mitte des Teiges drücken, während die restlichen Finger den oberen Rand anheben und zur Mitte nach oben hin ziehen. So ziehst du den Teigling an der von dir wegzeigenden Seite richtiggehend stramm, indem du ein paar Mal mit den Fingern ziehst und die so entstehende Masse mit den Daumen etwas nach innen drückst. Du rollst quasi den Teig ein wenig nach innen ein. Wenn du nun den Teig umdrehst, sodass die glatte Seite nach oben schaut, siehst du schon, wie eine schöne Laibform entstanden ist, die auch tatsächlich in dieser Form bleibt.

TIPP: Du wirst am Anfang mehr Mehl nehmen, damit der Teig nicht zu sehr klebt. Denn Brotteig sollte unbedingt sehr geschmeidig, fast schon weich sein. Das macht vor allem Anfängern den Umgang damit schwer, da er scheinbar in den Händen zerfließt und an allem festklebt. Beim Falten wird er jedoch immer stabiler, da sich eben das Klebergerüst des Getreides gut ausgebildet hat. Versuche mit der Zeit immer weniger Mehl zu nehmen, damit sich dein Teig nicht nachträglich zu sehr verfestigt. Sonst wird die Krume deines Brotes schwerer, zäher und trockener. Die Hefe hat es schwerer aufzugehen und das Gebäck wird einfach klotzig. Außerdem kann zu viel Mehl, das du nachträglich in den Teig einfaltest, zu Teigfehlern führen. Man sieht dann, dass die Krume nicht mehr gleichmäßig homogen ist, sondern unappetitliche Mehlspuren enthält. Der ideale Brotteig ist leicht körperwarm, glatt wie unsere Haut und hat auch eine vergleichbare Spannung, nachdem du ihn gefaltet hast.

Schneide die Oberfläche anschließend mit einem sehr scharfen Messer mehrfach parallel ein. So wird dein Brot beim Backen kontrolliert aufbrechen und eine dekorative Oberfläche ausbilden.

Willst du das Brot direkt auf dem Blech noch einmal gehen lassen, dann setzt du es mit dem Faltschluss nach unten auf das Blech. Benutzt du stattdessen einen Gärkorb, dann legst du ihn zunächst zum Gehen mit dem Faltschluss nach oben in den Korb. Mehle diesen zunächst gut aus, fülle den Teig ein und lasse ihn anschließend mit einem sauberen Küchentuch abgedeckt je nach Angabe gehen.

TIPP: Die Oberfläche deines Brotes kannst du anschließend auf die verschiedensten Weisen behandeln. Mit Mehl bestäuben oder mit Wasser bestreichen sind die klassischsten Methoden. Du kannst deinen Teigling aber auch ganz kurz in Wasser tauchen und anschließend in eine Körnermischung, in Haferflocken oder wonach dir sonst der Sinn steht. Für ein Partybrot kann es auch einmal eine Kräutermischung oder Röstzwiebeln sein. Dann sollte es allerdings ein Brot sein, das nur kurze Zeit im Ofen bleibt. Etwa ein Baguette, ein Ciabatta oder Partybrötchen.

Bitte beachte: Brot schmeckt fade, wenn es nicht die richtige Würze abbekommt. Dazu ist es zunächst wichtig, dass du genügend Salz in den Teig gibst. Im Allgemeinen rechnet man mit 1,5 bis 2 % der Mehlmenge für das Salz. Verwendest du also 1000 g Mehl in deinem Brot, solltest du 15 bis 20 g Salz dazugeben. Diese Menge entspricht ca. 3 gestrichenen Teelöffeln.

Um Salz zu sparen und um dein Brot schmackhafter und bekömmlicher zu machen, kannst du zusätzlich noch **Brotgewürz** dazu geben. Das kannst du fertig kaufen, was allerdings für dich als stolze Besitzerin eines Thermomix sicherlich nicht infrage kommt.

Denn eine der großen Stärken deines Thermomix ist die schnelle und einfache Zubereitung von frischen, fein gemahlenen Gewürzmischungen.

Als Basisversion kannst du zu gleichen Teilen

- Kümmel (verdauungsfördernd, appetitanregend),
- Anis (regt den Magen-Darm-Trakt an), Fenchel (beruhigt und entbläht) und
- Koriander (verdauungsfördernd, appetitanregend)

verwenden. Weiter in Frage kommen aber auch die folgenden Gewürze:

- Muskatnuss (entbläht, hilft bei Verdauungsbeschwerden)
- Zimt (entzündungshemmend, gegen Durchfall)
- Pfeffer (stoffwechselanregend)
- Gewürznelken (entkrampfend)
- Schabzigerklee (verdauungsfördernd, appetitanregend)
- Bockshornklee (entzündungshemmend)
- Kardamom (entkrampfend, entblähend, verdauungsfördernd)

Experimentiere gerne immer einmal wieder mit dem Brotgewürz herum, um die köstlichste Variante für dich und deine Lieben zu kreieren.

Rezept: Brotgewürz

Mein ausgesprochen liebstes Lieblings-Brotgewürz machst du so:

- 3 Esslöffel Kümmel
- 2 Esslöffel Kurkuma
- 1 Esslöffel Koriander
- 1 Esslöffel Anis
- 1/2 Esslöffel Senfkörner
- 1/2 Esslöffel Fenchelsaat
- 1/3 Esslöffel Nelke

Gib alle Sämereien in deinen Mixtopf. Schalte auf Stufe 10 und zermahle die Gewürze zunächst für 3 Sekunden, um anschließend für 2 Minuten auf Stufe 5 zu mahlen. Dann auf Stufe 2 mit Linkslauf noch einmal eine Minute laufen lassen.

Fülle dein Brotgewürz nun in ein fest schließendes Schraubglas oder einen anderen, dicht schließenden Behälter und verwende beim Backen jeweils 1–2 Teelöffel pro Kilogramm Mehl.

Ein anderes, ganz leckeres Brotgewürz möchte ich dir auch nicht vorenthalten:

- 2 Esslöffel Fenchelsaat
- 2 Esslöffel Kümmel
- 2 Esslöffel Koriandersaat

Gib die Sämereien in den Mixtopf, schließe ihn, lasse allerdings den Messbecher weg. Denn der Clou bei diesem Brotgewürz ist, dass du die Saaten **röstest**. So entfalten sie besser ihre ätherischen Öle und dein Brot schmeckt sehr aromatisch. Dazu stellst du deinen Thermomix auf die Varomastufe und schaltest die Sanftrührstufe dazu. So röstest du die Körner für 20 Minuten. Lasse die Körner danach abkühlen (gerne auf einem Brett, also außerhalb deines Thermomix), bevor du sie im Mixtopf, diesmal mit Messbecher im Deckel, auf Stufe 10 für

30 – 40 Sekunden mahlst. Einfach nur noch in ein gut schließendes Schraubglas umfüllen und schon kannst du das Brotgewürz teelöffelweise für deine Brotrezepte verwenden.

Zum Schluss möchte ich dir noch eine ganz originelle **Brot-
gewürz-Kreation** vorstellen, die sich sehr gut für Partybrote
und andere herzhafte Brotvarianten eignet. Hier erkennst du
sehr gut, dass deiner Kreativität im Grunde keine Grenzen gesetzt sind. Richtig ist, was gelingt und schmeckt, so einfach ist
das!

Rezept: Brotgewürz-Kreation

Nimm eine Pfanne zur Hand und gib

- 30 g Sesamsaat hinein.

Lasse sie kurz anrösten, ganz ohne Fettzugabe. Der Sesam ist
fertig geröstet, wenn er intensiv duftet. Nimm ihn dann gleich
vom Feuer und lasse ihn auf einem Küchenbrett abkühlen.

Derweil wiegst du

- 10 g Koriandersaat,
- 10 g Kümmelsaat,
- 20 g getrocknete Petersilie,
- 10 g getrocknetes Maggikraut,
- 10 g getrockneten Kerbel,
- 10 g getrockneter Schnittlauch und

in den Mixtopf (zwischen den einzelnen Gewürzen immer
wieder Tara drücken nicht vergessen). Die restlichen Zutaten
kommen teelöffelweise in die Kräutermischung hinein:

- 1 Teelöffel Fenchel,
- 1 Teelöffel Anis,

- 1 Teelöffel Kardamomsaat und
- 1 gehäufter Teelöffel schwarzer Pfeffer.

Nun schließe den Deckel und setze den Messbecher ein. Für 20 Sekunden auf Stufe 10 mahlen und anschließend noch einmal für 10 Sekunden auf Stufe 3 mahlen. Solche Gewürzmischungen enthalten übrigens nur Geschmack, erfreulicherweise fallen bei ihnen keine nennenswerten Nährwerte an.

4.1 Welche verschiedenen Brotarten gibt es, welche helfen beim Abnehmen?

Deutschland ist das Land der Brotliebhaber. Schätzungsweise kennen wir mehr Brotsorten, als ein Jahr Tage hat. So könntest du jeden Tag eine andere Sorte Brot essen und müsstest ein Jahr lang nicht ein einziges Mal das Gleiche essen. Sicher, bei so vielen Rezepten ähneln sich einige so sehr, dass man kaum einen Unterschied erkennen kann, und nicht alle Brote gibt es in jeder Region, doch ist es schon erstaunlich, wie kreativ Menschen beim Brotbacken sein können. Für jeden Anlass und zu jeder Gelegenheit gibt es andere beliebte Brote. Zu manchen Gerichten werden sogar immer nur die gleichen Brotsorten gereicht. So zum Beispiel das Pita Brot, das bei Gyros und Döner den Ton angibt. Dass Schmalz, Hausmacher Wurst und ähnlich deftige Beläge zwingend mit einem dunklen Sauerteigbrot gegessen werden müssen, steht für die meisten Deutschen auch außer Frage. Genauso wie Honig am liebsten auf Baguette, Weizenbrötchen und Co. gegessen wird, weil diese dessen feinen Geschmack nicht so sehr überdecken.

Doch welche Brotsorten kennen wir?

Die klassische Unterscheidung der Brotsorten erfolgt anhand der Mehlsorte, die vorwiegend darin enthalten ist. So kennt man Weizenbrote, in denen mindestens 90 % Weizen enthalten sein muss, aber auch Weizenmischbrote, die auch schon mal nur 51 – 89 % Weizen enthalten. Überwiegt der Roggenanteil, spricht man vom Roggenmischbrot. Dieses enthält zwischen 51 und 89 % Roggen. Steigt der Roggenanteil auf 90 % und mehr, spricht man vom Roggenbrot.

Doch diese Einteilung ist natürlich sehr grob und selbst innerhalb dieser Gruppen gibt es noch eine Vielzahl von Variationen.

In Deutschland werden die meisten Brote mithilfe von Sauerteig zubereitet. Dieser dient dazu, das Mehl zu versäuern und damit seine Verträglichkeit und Backfähigkeit zu verbessern und andererseits treibt er den Teig in die Höhe. Auf diese Weise bekommt er die blasenhaltige, weiche und saftige Krume, die uns allen so gut schmeckt.

Du kannst Brot aber auch mit Hefe und sogar mit Backpulver und Natron herstellen. Dazu eignen sich zwar nicht alle Mehlarten, aber diese ungewöhnlichen Triebmittel ermöglichen es dir, alternative Mehlsorten zu verwenden. Das hilft dir aktiv dabei, gesund und mit Genuss abzunehmen. Denn du sparst Kalorien, Kohlenhydrate oder was dein Diätplan gerade erfordert. Du allein bestimmst, was in deinem Ofen landet.

Beim Abnehmen helfen dir eben Brotsorten, die sich deinen Diätplänen anpassen lassen. Dabei ist es gleich, ob du gerne kalorienarm, nach Punkten oder kohlenhydratarm abnehmen möchtest.

Hier das Rezept eines ganz **schlanken Roggenbrotes,** das sehr schön sättigt:

Rezept: Schlankes Roggenbrot

Lasse dazu deinen Thermomix

- 500 g Roggenkörner

für eine Minute auf Stufe 10 schroten. Fülle das Schrot in eine andere Schüssel um. Wiege wieder

- 200 g des Schrots in deinen Mixtopf und gib
- 200 g lauwarmes Wasser

dazu. Auf Stufe 5 für 20 Sekunden vermischen und anschließend im geschlossenen Mixtopf für 1 Stunde stehen lassen. Nun ist es an der Zeit, die restlichen

- 300 g Roggenschrot
- 300 g lauwarmes Wasser
- 1/2 Päckchen frische Hefe
- 150 g flüssigen Sauerteig
- 1 Esslöffel Salz, sowie
- 1 Esslöffel Honig

dazuzugeben und erneut alles auf Stufe 5, diesmal für 30 Sekunden durchrühren. Lasse den Teig anschließend für 20 Minuten gehen und bearbeite ihn anschließend noch einmal auf Stufe 5 für 20 Sekunden. Nun den Teig in eine 24 cm lange Kastenform umfüllen, die du mit Backpapier ausgelegt hast. Decke die Form ab und lass den Teig noch ein letztes Mal für 40 Minuten gären. Zum Ende hin kannst du den Backofen auf 180 °C Umluft vorheizen und das Brot darin für 60 Minuten backen lassen. Sprühe davor ein wenig Wasser auf die Oberfläche des Brotes und streue einige Kürbiskerne, Haferflocken oder Sonnenblumenkerne darauf, bevor du das Brot in den Ofen schiebst. Nachdem es fertig gebacken ist, lass das Brot noch in der Form ein wenig auskühlen, bevor du das Backpapier abziehst.

Nährwerte pro Portion einer ca. 1 cm dicken Scheibe:
94 kcal, 1 g Fett, 18 g Kohlenhydrate, 3 g Eiweiß
2 Punkte pro Portion (bei 24 Portionen)

TIPP: Jede Diät ist anders. Deshalb musst du im Zweifel die Backrezepte an deine Ernährungsform anpassen. Als Faustregel kann man sagen: Deine Brote sind besonders „schlank", wenn sie viele sättigende Ballaststoffe enthalten. Volles Korn ist also ein „Abnehm-Muss". Versuche auf übermäßiges Fett so gut es geht zu verzichten, nicht nur im Teig selbst, sondern auch beim Belegen. Mehl hat eine hohe Energiedichte. Vorzugsweise verwendest du also Rezepte, die einen Teil des Mehls durch andere, energieärmere Zutaten (Flohsamenschalen, Kleie, etc.) ersetzen.

4.2   Brotzutaten, die deiner Figur auf die Sprünge helfen

Sicher willst du es jetzt ganz genau wissen, welche Zutaten dich schlank machen und vor allem auch schlank halten. Dann lass uns doch einmal ein paar mögliche Kandidaten anschauen:

Magerquark oder Joghurt: bringt Volumen und Flüssigkeit, macht das Gebäck mürber, die Krume härter und feinporiger, alles wird saftiger und haltbarer, die Kruste wird zart knusprig, du kannst das Milchprodukt 1:1 bis 2:1 mit Mehl verwenden. Das heißt, anstatt 500 g Mehl zu verwenden, nimmst du entweder 250 g Mehl + 250 g Magerquark oder auch 335 g Quark + 165 g Mehl. Bei Variante 1 sparst du an jedem Brot 652 kcal und 167,25 g Kohlenhydrate und bei Variante 2 immerhin 877,55 kcal und 224,15 g Kohlenhydrate. Das ist doch nicht zu verachten, oder?

Flohsamenschalen: Wirkt als Bindemittel, wenn dein Brotteig zu wenig Gluten enthält, sei es, dass du glutenfreies Mehl einsetzt oder einfach die gesamte Mehlmenge zu niedrig ist. Dabei liefern sie wertvolle Ballaststoffe und kaum Energie.

Weizenkleie/Haferkleie: Bewirkt eine deutliche Zunahme an Ballaststoffen, wodurch ein niedrigerer glykämischer Index entsteht. Macht länger satt und der Geschmack erinnert mehr an Vollkornbrot und ist nussiger; kann einen Teil des Mehls ersetzen.

Dinkelmehl: Oft findest du, vor allem in der Vollkornecke, Produkte, die Weizenmehl durch Dinkelmehl ersetzen. Das hat vor allem den Grund, dass gegen Dinkel seltener Unverträglichkeiten oder Allergien auftreten. Dinkel-Vollkornmehl macht den Teig zusätzlich leichter und fluffiger als Weizenvollkornmehl. Vom Energiegehalt macht es zwar kaum einen Unterschied, welches Mehl du verwendest, Dinkelmehl hat allerdings einen niedrigeren glykämischen Index als Weizenmehl, wodurch es länger satt macht. Ein weiterer Vorteil von Dinkelmehl ist, dass es deutlich nährstoffreicher ist, als Weizenmehl.

4.3   Selbst Backen oder Brot vom Supermarkt?

Der schnelle Griff ins Supermarktregal ist sehr verlockend. Die Auswahl ist riesig und auch die Preise für Brot und Co. sind erschwinglich. Kein Wunder, dass viele Menschen gar nicht mehr daran denken, selbst zu backen. Doch beim Blick auf das Etikett wird es klar: nicht alle Inhaltsstoffe möchte ich in meinem „täglich Brot" finden. Denn Backfabriken sind Zusatzstoffe erlaubt, die es ermöglichen, dass ihre Waren lange gut aussehen und an frisch gebackenes Brot erinnern. Dazu kommt, dass langwierige Backverfahren, die erlauben, dass die Gärung des Teiges vollständig stattfindet, durch kurzzeitige und wirtschaftliche abgelöst werden: Das erklärt vielfach, warum sich in den letzten Jahrzehnten immer mehr Unverträglichkeiten gegen Backwaren entwickeln.

Backst du selbst, hast du nicht nur die Freude und Genugtuung daran, dein eigenes Brot hergestellt zu haben, sondern, was viel wichtiger ist, du hast die volle Kontrolle darüber, was in deinen Mixtopf kommt.

Mit dem Thermomix geht das Brotbacken so einfach, dass dir selbst schon die ersten Versuche gut gelingen werden. Arbeit macht es kaum, denn dein Thermomix macht die meiste Arbeit ganz alleine. Du musst nur eine einzige Schüssel reinigen und selbst das geht ganz schnell.

Du kannst so, mit ganz einfachen Mitteln genau die Backwaren zubereiten, die in deine Ernährungsform passen. Ganz gleich, ob du abnehmen möchtest, an Unverträglichkeiten leidest oder aus sonstigen Gründen eine spezielle Ernährungsform einhalten möchtest. Frischer und gesünder kannst du dich und deine Lieben nicht ernähren.

4.4   Wenn das Backen nicht gelingt – 8 Gründe woran es liegen kann

Es ist noch kein Meister vom Himmel gefallen. Alles will erlernt sein und benötigt gewisse Erfahrungswerte. Vor allem, wenn man natürliche Nahrungsmittel verarbeitet, kann es passieren, dass das ein oder andere auch einmal misslingt. Aber das ist kein Beinbruch, sondern eher eine Lernerfahrung, zumindest, wenn du es zulässt. Mache dir also regelmäßig Notizen, wenn dir etwas auffällt, deine Backformen für die Rezepte falsch dimensioniert sind, die Backzeit für deinen Ofen nicht passt oder was auch immer. Hier einige Standardprobleme, die auftreten können und was dahintersteckt:

Das Brot schmeckt sauer. Du hast zu viel Sauerteig verwendet oder dieser war zu sauer. Füttere ihn in Zukunft, bevor du ihn zum Backen verwendest, beziehungsweise verwende weniger Sauerteig für dein Rezept.

Du bekommst Sodbrennen vom Sauerteigbrot. Auch Sodbrennen kann eine Folge davon sein, dass dein Sauerteig zu sauer ist oder du einfach zu viel Sauerteig verwendet hast. Passe beim nächsten Mal die Menge an oder füttere deinen Sauerteig vor der Verwendung.

Die Krume des Teigs wirkt speckig. Du hast zu viel Wasser verwendet. Das Zubereiten des idealen Brotteiges erfordert ein wenig Erfahrung. Nachdem du einige gelungene Brote fabriziert hast, wirst du genau wissen, welche Konsistenz dein Teig haben muss. Mehle und andere Zutaten sind Naturprodukte und unterliegen bestimmten Schwankungen in ihrer Qualität und ihren Eigenschaften. Da heißt es Erfahrungen sammeln und die Rezepte jedes Mal ein wenig an die Gegebenheiten anpassen. Als Richtwert gilt: der Wassergehalt deines Brotes sollte 45 % des Gesamtgewichts nicht überschreiten.

Du hast dein Brot nicht lange genug gebacken oder du hast den Teig nicht ausreichend geknetet. Wenn dein Teig nicht richtig geknetet war, zeigt sich das oft an Stellen, die mehlig oder speckig wirken. Lass in Zukunft deine Teige einfach ein wenig länger in deinem Thermomix. Gerade bei Teigen mit großer Mehlmenge kann es auch helfen, nach dem Vermischen den Deckel abzunehmen und die Masse, die sich am Topfrand gesammelt hat, mit dem Teigspatel abzukratzen. Dann noch einmal den Thermomix einschalten und erneut vermischen.

Ob dein Kastenbrot lange genug im Ofen war, erkennst du daran, dass die Kruste schnell wieder nach oben geht, nachdem du sie sachte nach unten gedrückt hast.

Bei einem Brotlaib erkennst du, dass er fertig gebacken ist, wenn du ihn, mit einem Handschuh bewaffnet, anhebst, umdrehst und mit den Fingern gegen den Boden klopfst. Erklingt ein hoher Ton, ist das Brot fertig gebacken.

Ist dein Brot klebrig und zieht Fäden, dann könnte es sein, dass es mit dem sogenannten Kartoffelbazillus infiziert ist. Diese Krankheit kommt zwar heutzutage kaum mehr vor, doch solltest du dein Brot unbedingt wegwerfen, wenn dir so etwas auffällt.

Dein Brot ist fast zu dunkel, aber klingt noch nicht hohl, wenn du dagegen klopfst. Dann lege einfach ein Stück Aluminiumfolie auf dein Brot. So bräunt es oben nicht weiter, kann aber innen noch ausreichend durchbacken.

Dein Brot ist auf der einen Seite noch ganz hell, auf der anderen aber schon ziemlich dunkel. Dann ist es möglich, dass dein Backofen ungleichmäßig gart. Drehe das Brot in Zukunft ein– bis zweimal beim Backen, sodass auch die andere Seite die Chance hat, gut durchzubacken.

Das Brot geht ungleichmäßig auf. Das kann daran liegen, dass dein Backofen ungleichmäßig heizt. Auch in diesem Fall solltest du das Brot dann einmal drehen. Vielleicht ist auch dein Backofen zu trocken, sodass die Oberfläche zu schnell gart und der aufgehende Teig dann dort nach oben drückt, wo die Oberfläche noch am weichsten war. Stelle dann entweder eine mit Wasser gefüllte Porzellantasse unten auf den Boden des Backofens oder sprühe vorsichtig Wasser in den Ofen, bevor du das Brot hineinstellst.

4.5 Schlanke Brotrezepte zum Frühstück aus dem Thermomix

Wer es kernig und würzig zum Frühstück mag, wird dieses **Vollkornbrot** lieben. Es ist besonders saftig, da du in den Teig Möhren gibst.

Rezept: Vollkornbrot

Beginne auch zunächst damit

- 4 Möhren

zu schälen und in grobe Stücke zu schneiden.

Gib sie für 5 Sekunden auf Stufe 5 in den Thermomix. Schiebe dann die Stücke, die sich gebildet haben mit dem Spatel nach unten zu den Messern und schalte erneut für 5 Sekunden auf Stufe 5, um alles schön in raspelkleine Stücke zu zerkleinern.

Schalte anschließend deinen Thermomix für 7 Minuten auf 100 °C Linkslauf in der Sanftrührstufe, um die Möhren zu dünsten. Lasse sie anschließend auf etwa 37 °C, handwarm abkühlen.

Nun

- 350 ml lauwarmes Wasser
- 2 Teelöffel Salz
- 2 Esslöffel Schnittlauchröllchen
- 2 Esslöffel Sesam
- 150 g Haferflocken
- 400 g Dinkelmehl (oder entsprechende Menge Korn, das du im Thermomix mahlst)
- 1 Päckchen Hefe

dazugeben und alles für 2 Minuten auf der Teigstufe für 2 Minuten kneten lassen.

Lasse den Teig dann in einer Schüssel zugedeckt für 30 Minuten gären und gib ihn anschließend in eine gefettete und gemehlte Kastenform. Noch einmal für 15 Minuten gehen lassen. Besprühe die Oberfläche deines Brotes kurz mit etwas Wasser und streue dann ein paar Haferflocken darauf. Nun kannst du es in den mit 200 °C vorgeheizten Backofen geben und für 50 – 60 Minuten backen.

Nährwerte pro Portion (bei 20 Scheiben):

113 kcal, 1,2 g Fett, 21,7 g Kohlenhydrate, 3,5 g Eiweiß.

3 Punkte pro Portion

Rezept: Knusprige Baguettes

Zunächst möchte ich dir ein ganz traditionelles Baguette Rezept vorstellen.

Dazu gibst du für 2 Baguettes

- 300 g Wasser
- 1/2 Würfel frische Hefe
- 1 Prise Zucker

für 2 Minuten bei 37 °C auf Stufe 1 in den Mixtopf deines Thermomix. So löst du die Hefe schön auf und wärmst sie schon einmal gut vor.

Anschließend

- 200 g Weizenmehl Type 405
- 200 g Dinkelmehl Type 630
- 150 g Weizenmehl Type1050
- 14 g Sonnenblumenöl
- 2 Teelöffel Salz
- 1 Esslöffel Backmalz

dazu geben und alles für 3 Minuten auf der Knetstufe zu einem glatten, geschmeidigen Teig verarbeiten. Nimm nun den Teig aus dem Topf und teile ihn in drei Hälften. Falte nun deine drei

Teiglinge, so wie ich es dir in der Anleitung beschrieben habe, und forme anschließend Baguettes draus. Je nachdem kannst du die Baguettes nun auf ein normales Backblech setzen oder auch auf ein spezielles Baguette-Blech. Dieses hat eine gelochte Oberfläche, die die heiße Luft auch an die Unterseite deiner Baguettes lässt. So werden sie rundherum knusprig und goldfarben.

Sitzen die Teiglinge, schneidest du die Oberflächen mit einem scharfen Messer mehrfach (5 – 7 Mal) schräg ein und besprühst sie mit Wasser. Lass sie nun, mit einem sauberen Tuch abgedeckt, an einem warmen Ort für 30 Minuten gären. Dann den Backofen mit Ober- und Unterhitze auf 220 °C vorheizen.

TIPP: Stelle während des Vorheizens ein feuerfestes Gefäß mit Wasser in den Ofen. Dies schafft eine hohe Luftfeuchtigkeit. Dadurch können deine Baguettes besonders schön aufgehen, sobald sie anschließend in den Ofen kommen. Bevor du die Teiglinge in den Ofen schiebst, nimmst du vorsichtig, mit einem Backhandschuh oder dicken Tuch geschützt, das Gefäß wieder heraus. Achtung, es ist jetzt natürlich sehr heiß!

Lass die Baguettes für etwa 20 – 25 Minuten backen und nimm sie heraus, wenn sie goldbraun sind. Dies ist ein eher traditionelles Baguette Rezept, bei dem einige Kalorien zusammenkommen.

Nährwerte pro Portion, ca. 80 g: 159 kcal, 1,8 g Fett, 31,1 g Kohlenhydrate, 4,8 g Eiweiß

2 Punkte pro Portion (bei 24 Portionen)

Eine sehr schöne Alternative, die vor allem ganz schnell am Morgen frisch gebacken ist, stellt dieses schlanke Rezept dar:

Rezept: Schlankes und schnelles Baguette

Beginne damit, deinen Ofen auf 175 °C vorzuheizen. Verwende auch für dieses Rezept die Einstellung Ober- und Unterhitze für ein gleichmäßiges Ergebnis.

- 600 g Magerquark, abgetropft
- 450 g Dinkelmehl
- 1 Päckchen Backpulver
- 2 Teelöffel Salz

zusammen in den Mixtopf geben und 40 Sekunden auf Stufe 5 verrühren. Es sollte ein geschmeidiger, glatter Teig entstehen. Je nachdem, welche Eigenschaften dein Quark hat, eventuell noch 10 Sekunden länger mischen.

Nimm den Teig mit dem Spatel aus dem Mixtopf und gib ihn auf eine gemehlte Arbeitsfläche.

Den Teig mit angefeuchteten Händen zu drei langen Baguettes formen. Gib die Brote in die mit Backpapier ausgelegte Baguette Form und bestreue sie mit ein wenig Mehl. Solltest du ein normales Backblech verwenden, nutze bitte auch unbedingt Backpapier, da der hohe Gehalt an Quark sonst ein gutes Trennen vom Blech verhindern könnte. Nun für ca. 40 Minuten in den vorgeheizten Ofen damit, damit sie knusprig und goldbraun werden.

Nährwerte pro Portion (ein Viertel Baguette):

153 kcal, 1 g Fett, 29 g Kohlenhydrate, 11 g Eiweiß.

13 Punkte pro Portion

Rezept: Kastenbrot mit Leinsamen

Wenn du es lieber kernig magst, dann ist dieses Kastenbrot ein wunderbarer und vor allem schmackhafter Start in den Tag.

Beginne deine Vorbereitungen für das Kastenbrot, indem du am Vorabend (oder spätestens 4 Stunden vor dem Backen) schon einmal

- 30 g Flohsamenschalen in
- 150 ml lauwarmem Wasser

einweichst. Sie bilden dadurch eine schöne Schleimschicht, die deinem Darm wunderbar auf die Sprünge hilft. Durch die geringe Wassermenge helfen die Flohsamenschalen außerdem noch dabei, den Teig gut zu binden und ihm eine schöne Konsistenz zu geben.

Heize vor der Bereitung des Teiges dann zunächst wieder deinen Ofen mit Ober- und Unterhitze vor, diesmal auf 180 °C und lege eine 30er Kastenform komplett mit Backpapier aus.

Fülle anschließend

- 450 g Magerquark und
- 2 kleine Eier

in den Mixtopf deines Thermomix. Stelle für 30 Sekunden auf Stufe 5, bevor du

- 70 g Dinkelvollkornmehl
- 150 g Haferkleie
- 60 g Weizenkleie
- 30 g geschrotete Leinsamen
- die gequollenen Flohsamenschalen

- 3 Teelöffel Backpulver

- 1,5 Teelöffel Salz

- 1 Prise Brotgewürz

dazu einwiegst. Stelle noch einmal für 40 Sekunden auf Stufe 5, damit alles gut verrührt wird und ein schöner Teig entsteht.

Fülle den Teig in deine Kastenform und lass ihn anschließend noch für 10 Minuten quellen. Danach bäckst du das Brot für etwa 75 Minuten aus. Prüfe vor dem Herausnehmen, ob das Brot auch gut ausgebacken ist. Sollte der Teig noch nicht durch sein, die Kruste aber schon ziemlich dunkel, kannst du das Brot für den Rest der Backzeit mit Aluminiumfolie abdecken. Guten Appetit!

Nährwerte pro Portion, ca. 40 g (bei 20 Scheiben):

48 kcal, 1,5 g Fett, 4,9 g Kohlenhydrate, 2,5 g Eiweiß.

1 Punkt pro Portion

4.6 Schlanke Brotrezepte zum Abendessen mit deinem Thermomix

Rezept: Schlemmer-Mischbrot

Ein sehr köstliches Brotrezept für einen schönen, deftigen Brotlaib möchte ich dir in diesem Rezept vorstellen. Dieses Brot eignet sich besonders gut für zünftige Brotzeiten, denn es hat genug Würze, um mit deftigen Belägen mithalten zu können.

Wiege hierfür in deinem Thermomix

- 520 g Wasser ein, gib

- 1/2 Würfel frischer Hefe und

- 1 Teelöffel Zucker

dazu und lasse alles für 3 Minuten auf Stufe 2 vermischen. So löst sich die Hefe gut und du kannst anschließend die restlichen Zutaten zufügen.

Diese sind:

- 400 g Weizenmehl Type 550
- 100 g Dinkelmehl Type 630
- 200 g Roggenmehl Type 1150
- 50 g Weizenmehl Type 1050
- 3 Teelöffel Salz

Den Teig 4 Minuten lang auf der Knetstufe kneten.

Danach muss er ruhen, und zwar für eine komplette Stunde. Dazu den Teig leicht gemehlt und abgedeckt an einen warmen Ort stellen. Anschließend geht es ans Falten des Teiges. Du erinnerst dich? Wegen der Standfestigkeit des Teiges. Durch das Falten bildet der Teig sein Klebergerüst aus. Wenn du nicht mehr genau weißt, wie das geht, schaue einfach noch einmal im Kapitel „Brote" nach. Forme einen schönen Laib, schneide ihn mehrfach diagonal mit einem scharfen Messer ein. Gib den Laib dann in den noch kalten Ofen und decke ihn ab. Dies geht besonders gut, wenn du eine spezielle Backform mit Deckel hast. Zur Not tut es aber auch ein Stück Aluminiumfolie. Stelle den Ofen anschließend auf 240 °C bei Ober- und Unterhitze und lass das Brot abgedeckt für 50 Minuten backen. Nimm danach den Deckel ab und backe weitere 10 Minuten, damit sich eine schöne Kruste entwickeln kann. Prüfe vor dem Ausschalten deines Backofens, ob der Laib auch tatsächlich gut ausgebacken ist. Das kannst du tun, indem du ihn vorsichtig mit einem Backhandschuh hochnimmst und mit den Fingern der anderen Hand von unten auf den Boden des Brotes klopfst. Klingt das erzeugte Geräusch hohl, ist das Brot fertig.

Nährwerte pro Portion, ca. 50 g (bei 22 Scheiben):
111 kcal, 0,4 g Fett, 23,6 g Kohlenhydrate, 3,2 g Eiweiß.

3 Punkte pro Portion

Rezept: Glutenfreier Bauernlaib

Für alle Zeitgenossen, die mit den Verdauungsorganen Probleme haben, kann dieser Bauernlaib viel Erleichterung bringen. Sei es, dass du eine Glutenunverträglichkeit hast oder sogar eine Zöliakie, aber auch andere Verdauungsprobleme wie Verstopfung oder Durchfall können das Leben zur Hölle machen. Regulierend können in beiden Fällen Flohsamenschalen wirken. Die sind in diesem knusprigen Laib enthalten. Auch das Brotgewürz macht das Brot bekömmlicher, denn es enthält üblicherweise einige Gewürze, die die Verdauung anregen. Doch jetzt gleich zum Rezept:

Gib etwa 1 Stunde vor der Teigzubereitung

- 3 Esslöffel Flohsamenschalenpulver in
- 450 g Wasser.

Verrühre die Mischung, bis sich das Pulver Klümpchen-frei aufgelöst hat. Lasse die Mischung eine Stunde lang quellen. Dann den Ofen auf 175 °C bei Ober- und Unterhitze erwärmen.

Bereite deinen Mixtopf vor und wiege

- 100 g Kichererbsenmehl
- 100 g Hirsemehl
- 100 g glutenfreie Brotmehlmischung
- 1 Teelöffel Salz
- 1 Teelöffel Natron
- 1 Teelöffel Brotgewürz

ein. Stelle auf Stufe 4 und lass das Ganze für 5 Sekunden ver-rühren. Anschließend die Flohsamenschalen-Wasser-Mischung in den Mixtopf füllen. Nun kommt die Brotknetfunktion zum Einsatz. Dabei simuliert dein Thermomix das Kneten mit der Hand, indem er mit einer Art Intervallfunktion für kurze Unterbrechungen beim Vermischen sorgt. Diese Knetfunktion auf 10 Minuten einstellen.

Mehle währenddessen ein großes Brett oder besser gleich deine Arbeitsfläche ein. Kippe deinen Teig auf die Arbeitsfläche. Die verbleibenden Reste kannst du vom Messer lösen, indem du deinen Thermomix kurz noch einmal mit der Turbotaste laufen lässt. Den Rest, der sich im Mixtopf befindet, nimmst du mit dem Spatel heraus.

Forme deinen Teig nun zu einem Laib und setze diesen auf ein gefettetes und bemehltes Backblech (kann natürlich auch mit Backpapier ausgelegt sein). Nun die Oberfläche mit einem scharfen Messer einschneiden und ab damit in den Ofen. Backe dein Brot für 45 Minuten offen und decke es danach mit Aluminiumfolie ab. So bedeckt, kannst du es noch weitere 20 Minuten ausbacken. Zum Auskühlen auf einen Gitterrost setzen und genießen!

Nährwerte pro Portion, ca. 50 g (bei 13 Scheiben):

80 kcal, 0,6 g Fett, 15,2 g Kohlenhydrate, 2,7 g Proteine.

3 Punkte pro Portion

Rezept: Partybrot

Ein ganz schnelles Partybrot, mit dem du auf jeder Feier Eindruck schinden kannst, findest du hier:

Heize hierfür zunächst deinen Ofen auf 175 °C Ober- und Unterhitze auf.

Dann gibst du

- 1 Ei
- 120 g Joghurt (Magerstufe)
- 50 g Wasser
- 90 g Haferkleie
- 10 g Weizenkleie
- 20 g Haferflocken, zarte
- 1/2 Teelöffel Salz

in deinen Mixtopf und verrührst alle Zutaten auf der Teigstufe für 2 Minuten. Lass den Teig anschließend für 20 Minuten quellen (denke daran, dass ja kein Mehl enthalten ist und die Bindung durch die Verbindung von Kleie mit Wasser entstehen muss)

Zum Würzen des Teigs gibst du anschließend

- 20 g kleingeschnittene, getrocknete Tomaten ohne Öl,
- 10 Basilikumblätter, frisch
- 1 Teelöffel Salz
- 1 Teelöffel Paprikapulver
- 1/2 Teelöffel Knoblauchpulver
- 1/2 Teelöffel Thymian
- 2 Teelöffel Backpulver

in den Mixtopf und vermische alles noch einmal für 2 Minuten auf der Teigstufe.

Anschließend nässt du deine Hände, gibst den Teig entweder in eine Backform oder auf ein mit Backpapier ausgelegtes Backblech, drückst es mit den Händen in eine Laibform und bäckst es für 60 Minuten im Ofen aus.

Nährwerte pro Scheibe (bei 16 Scheiben):

36 kcal, 1 g Fett, 5 g Kohlenhydrate, 2 g Eiweiß.

1 Punkt pro Portion

5 Brötchen

5.1 Was für Brötchen eignen sich zum Abnehmen?

Brötchen sind für die meisten Deutschen der Stern am Frühstückshimmel. Wenn du sie selbst zubereiten möchtest, ist es wichtig, dass ihre Zubereitung nicht allzu lange dauert. Möchtest du Brötchen mit Hefeteig zubereiten, empfiehlt es sich, auf die sogenannte Kaltgärung zurückzugreifen. Dann bereitest du den Teig am Vorabend zu, lässt ihn über Nacht im Kühlschrank gehen und bäckst deine Teiglinge am Morgen aus.

Ist dir das zu aufwendig, kannst du deine Brötchen auch mit einem Backpulverteig zubereiten. Auch diese werden schön knusprig und gehen wunderbar auf. Du entscheidest.

Möchtest du mit deinen Brötchen abnehmen, sollten sie dich unbedingt für lange Zeit satt machen. Ein hoher Anteil an Vollkornmehl ist also Pflicht. Auch mit anderen Zutaten, die den glykämischen Index niedrig halten und nicht allzu viel Energie einbringen, solltest du arbeiten. So kannst du getrost jeden Morgen zu deinen Lieblingen greifen und trotzdem abnehmen.

5.2 Die besten Brötchenrezepte zum Abnehmen

Beim Brötchenessen dreht sich im Grunde alles um den Genuss. Deshalb habe ich dir hier besonders köstliche Brötchenrezepte ausgesucht, die nicht nur schlank machen, sondern dir und deiner Familie besonders gut schmecken werden. Du wirst sehen, dass einige der Rezepte das Potenzial für Lieblingsrezepte haben.

Rezept: Knusprige Roggenbrötchen

Da Roggenbrötchen eine lange Reifezeit benötigen, bereitest du den Vorteig schon am Vorabend zu. Sie haben zwar einen etwas höheren Energiegehalt als unsere anderen Rezepte, dafür sind sie aber wunderbare Sattmacher.

Für den Vorteig gibst du einfach

- 1/4 Würfel frische Hefe, also 15 g, in
- 30 Milliliter lauwarmes Wasser. Löse die Hefe darin auf und gib anschließend
- 75 g Roggenmehl Type 1150

dazu. Decke die Schüssel ab und lasse den Vorteig über Nacht gären. Am folgenden Morgen stellst du dir deinen Thermomix bereit und gibst den Vorteig, sowie

- 300 g Roggenmehl Type 1150
- 1 Esslöffel Sauerteig
- 1 Teelöffel Salz
- 150 g Wasser

in den Mixtopf. Alles für 3 Minuten auf der Teigstufe verkneten.

Gib den Teig auf eine bemehlte Arbeitsfläche, forme ihn mit leicht bemehlten Händen zu einer Kugel, decke ihn mit einem Tuch ab und lasse ihn erneut für 45 Minuten gehen. Drücke ihn anschließend leicht flach, zerteile ihn in 8 gleich große Stücke und forme diese zu Brötchen und setze sie auf ein gemehltes Backblech. Lasse sie noch einmal für 25 Minuten gehen, bevor du sie mit einem scharfen Messer einschneidest. Besprühe deine Brötchen kurz mit Wasser und gib sie für 30 Minuten in den auf 190 °C vorgeheizten Backofen. Guten Appetit!

Nährwerte pro Portion (1 Brötchen):

157 kcal, 1 g Fett, 33 g Kohlenhydrate, 5 g Eiweiß.

5 Punkte pro Portion

Rezept: Zarte amerikanische Brötchen

Gleich, ob als Burger oder zum Frühstück, mit diesem Rezept wirst du vor allem die lieben Kleinen überzeugen. Außerdem hast du sie in Windeseile zubereitet. Deswegen musst du zuerst den Backofen auf 180 °C Umluft vorheizen.

Gib die folgenden Zutaten in deinen Mixtopf und lasse sie auf der Teigstufe 3 Minuten kneten:

- 1 Ei
- Salz
- 1 Päckchen Backpulver
- 30 g Xucker
- 250 g Dinkelmehl
- 250 g Magerquark

Teile den Teig in 8 Stücke und forme Brötchen daraus. Schneide sie mit einem scharfen Messer ein und gib sie für 15 – 20 Minuten in den Backofen.

Nährwerte pro Portion (1 Brötchen):
140 kcal, 1,1 g Fett, 22,8 g Kohlenhydrate, 8,7 g Eiweiß.
4 Punkte pro Portion

5.3 Schnelle Brötchen im Thermomix: mehr als nur kleines Brot

Rezept: Blitzschnelle Frühstücksbrötchen

Heize zunächst deinen Ofen auf 170 °C mit Umluft vor. Für acht Brötchen dieses Rezepts wiegst du

- 50 g gemahlene Mandeln
- 50 g Leinsamenschrot
- 1 Esslöffel Weizenkleie
- 50 g Weizenmehl
- 1/2 Päckchen Backpulver

in deinen Mixtopf ein und vermischst alles für 5 Sekunden auf Stufe 4. Fülle diese trockenen Zutaten in eine andere Schüssel und gib anschließend

- 150 g Magerquark und
- 3 Eier

in deinen Mixtopf und verrühre sie für 10 Sekunden auf Stufe 5. Nun kannst du wieder die trockenen Zutaten dazu geben und alles für 2 Minuten auf der Knetstufe verkneten. Nimm den Teig anschließend aus dem Topf und teile ihn in 8 gleiche Teile. Forme daraus deine Brötchen mit der Hand und lege sie auf ein mit Backpapier ausgelegtes Backblech. Anschließend kannst du die Brötchen mit etwas Wasser besprühen und, wenn du möchtest, sie mit den Saaten deiner Wahl bestreuen. Im Ofen dann für 35 – 40 Minuten goldbraun ausbacken.

Nährwerte pro Portion (1 Brötchen):

137 kcal, 2,9 g Fett, 54,3 g Kohlenhydrate, 8,8 g Eiweiß.

3 Punkte pro Portion

Rezept: Knusperbrötchen

Mit Backpulver sind diese Brötchen sehr schnell zubereitet: Es rentiert sich aber auch, sie einmal mit Hefe zu versuchen, doch dann kommt eine Gärzeit von etwa 1,5 Stunden hinzu. Heize zunächst deinen Backofen wieder auf 170 °C Umluft vor.

Wiege für die Knusperbrötchen

- 300 g Dinkelmehl
- 1 Päckchen Backpulver
- 1 Teelöffel
- 1 Teelöffel Backmalz
- 1 Esslöffel Olivenöl
- 200 g Quark in

den Mixtopf und lasse die Zutaten für 4 Minuten im Teigmodus verkneten. Währenddessen gibst du nach und nach

- 100 g Wasser

durch die Einfüllöffnung im Deckel zum Teig. Gib den Teig auf eine bemehlte Arbeitsfläche und forme ihn zu einer Kugel. Teile ihn in 7 gleich große Stücke. Forme Brötchen daraus und schneide sie auf der Oberfläche mit einem scharfen Messer ein. Gib sie für ca. 20 Minuten in den Ofen.

Nährwerte pro Portion (1 Brötchen):

185 kcal, 2 g Fett, 33 g Kohlenhydrate, 8,8 g Eiweiß.

6 Punkte pro Portion

6 Kuchen

Manche Menschen bekommen schon feuchte Augen, wenn sie nur das Wort Kuchen hören. So groß ist die Sehnsucht nach der süßen Köstlichkeit. Doch allzu häufig müssen wir uns diesen Traum versagen. Denn kaum schauen wir uns die schöne Leckerei auch nur an, wachsen schon die Hüften.

Doch damit soll jetzt Schluss sein! Ein für alle Mal. Sicher, auch bei Kuchen gilt die Regel: du kannst nicht die traditionellen Rezepte 1:1 umsetzen, wenn du abnehmen möchtest. Aber du wirst schnell begeistert sein, wie lecker die schlanken Alternativen schmecken.

6.1 Abnehmen mit Kuchen

Unsere Großmütter backten Kuchen zu ganz besonderen Anlässen und auch schon mal für den Sonntagskaffee. Ob Hochzeit, Taufe oder ein Geburtstag anstanden, man konnte es schon am köstlichen Duft erkennen, der aus der Küche strömte.

Heute hingegen können wir jeden Tag Kuchen und andere Köstlichkeiten aus dem Supermarkt und selbst aus der eigenen Küche genießen. Vor allem stolze Besitzer eines Thermomix haben schnell einen Teig zusammengemengt, Cremes und Fruchtsaucen gerührt und was sonst noch beim Kuchenbacken an Arbeiten anfällt. Ganz klar, dass da die Versuchung groß ist, täglich frisch gebackenen Kuchen auf den Tisch zu zaubern. Doch wenn du hierzu klassische Rezepte verwendest, kommen täglich schnell einmal 500 – 600 kcal zusätzlich auf den Tisch. So ganz nebenbei, ohne groß aufzufallen. Du weißt ja: mit 7000 kcal kannst du dir schon ein ganzes Kilogramm Körpergewicht anfuttern, wenn du sie nicht durch Sport und Bewegung wieder abtrainierst. Das würde, rein theoretisch betrachtet, bedeuten, dass du auf diese Weise schlimmstenfalls alle 12 Tage 1 Kilogramm Gewicht zulegen könntest. Klingt viel? Ist es auch, denn bei diesem Rechenbeispiel hättest du im Härtefall am Ende des Jahres ca. 30 kg mehr auf der Waage.

Da bleibt also viel Spielraum, um nach Herzenslust zu schlemmen und trotzdem abzunehmen! Wie das geht, erfährst du in den nächsten Kapiteln.

6.2 5 Faustregeln, wie du aus Dickmacherkuchen ein Rezept zum Abnehmen machst

Damit es auch bei Kuchen mit dem Abnehmen klappt, musst du einige Faustregeln beachten:

- Wenn möglich, Kalorien-lastige Zutaten wie Cremes und Sahne durch frisches Obst ersetzen.

- Mehl, wo es geht, einsparen. Stattdessen lieber auf Kleie und Co. setzen. Die bringen Ballaststoffe und Nährstoffe in den Kuchen, wodurch dich dieser viel länger satt macht.

- Den Kuchen in kleinen Formen backen oder Blechkuchen in kleine Stücke schneiden, dadurch werden die einzelnen Stücke kleiner. Es kostet mehr Überwindung noch ein zweites Stück zu nehmen, als ein zu großes Stück aufzuessen. So wirst du mit größerer Wahrscheinlichkeit weniger Kuchen essen, hast aber trotzdem viel Genuss.

- Wann immer es geht, Fette einsparen. So kannst du beispielsweise zumindest einen Teil der Butter/Margarine durch selbst gemachtes, zuckerfreies Apfelmus ersetzen.

- Weizenmehl wo immer möglich durch Dinkelmehl ersetzen. Dieses hat sehr ähnliche Backeigenschaften, aber einen deutlich niedrigeren glykämischen Index.

6.3 Die köstlichsten Schlankmacher-Kuchen-Rezepte

Lass uns mit einem meiner **Lieblings-Muffinrezepte** beginnen. Es ist unglaublich abwechslungsreich umzugestalten, denn im Nu ist es mit den verschiedensten Beeren, Aromatropfen für Backwaren, Kakao, Orangen oder Zitronensaft und so weiter abgewandelt.

Rezept: Muffins Grundrezept

Wiege zunächst

- 180 g Quark, Magerstufe
- 180 g Frischkäse, fettreduziert (das Produkt, das ich immer kaufe und das auch für dieses Rezept Pate stand, hat 0,2 % Fett)

in deinem Mixtopf ein. Gib

- 2 Eier
- 70 g Xucker Light
- 20 g Vanille-Puddingpulver

dazu. Lasse deinen Thermomix die Arbeit des Verrührens übernehmen, indem du ihn auf Stufe 4 stellst und die Zutaten für 30 Sekunden verrührst.

Verwende am besten eine Silikon-Muffinform, denn diese musst du nicht einfetten und deine Muffins bleiben trotzdem nicht haften.

Nun kannst du frische oder tiefgekühlte Beeren in die Muffins drücken. Wer es mild mag, nimmt Blaubeeren, es gehen aber auch wunderbar Himbeeren, Brombeeren oder auch klein geschnittene Erdbeeren.

Gib die Form in deinen auf 160 °C Umluft vorgeheizten Backofen und lasse sie zwischen 15 und 25 Minuten backen. Die Zeit hängt von der Größe deiner Förmchen und deinem Backofen ab. Am besten notierst du dir nach deinem ersten Versuch einfach die exakte Zeit, dann bist du ab dem zweiten Mal schon ein Profi.

Nährwerte pro Portion (1 von 12 Muffins):

45 kcal, 1,4 g Fett, 8,7 g Kohlenhydrate, 60 g Eiweiß.

1 Punkt pro Portion

Rezept: Schnelle Apfel-Tarte

Du benötigst eine 24 cm Springform für folgende Zutaten:

- 1 kg Äpfel
- 1/2 Esslöffel Olivenöl
- 120 g Fructose (Fruchtzucker)
- 150 g gemahlene Mandeln
- 1 Teelöffel Zimt
- eine Prise Nelkenpulver
- 3 Eier
- 1 Eigelb extra

Schäle zunächst die Äpfel, schneide die Fruchtgehäuse heraus und achtele sie. Nun gibst du sie mit dem Olivenöl, 90 g des Zuckers, sowie dem Nelken- und Zimtpulver in den Mixtopf deines Thermomix. Dünste die Äpfel zunächst bei Linkslauf auf 100 °C für 10 Minuten. Danach lässt du sie für 2 Sekunden auf Stufe 4 zerkleinern.

Nun ist der beste Zeitpunkt, um deinen Backofen auf 200 °C vorzuheizen.

Anschließend ölst du deine Kuchenform leicht ein. Gib das Apfelkompott hinein und drücke es mit dem Spaten leicht fest. Nun gibst du die Eier, sowie das zusätzliche Eigelb in deinen sauberen Mixtopf und vermischst sie mit dem restlichen Fruchtzucker für 30 Sekunden auf Stufe 4. Für 5 Sekunden noch die gemahlenen Mandeln unterheben und die Mischung über das Apfelkompott geben.

Nun alles auf der mittleren Schiene im Backofen für 12 – 15 Minuten backen. Anschließend nimmst du die Form aus dem Backofen und lässt die Tarte darin für 20 Minuten auskühlen. Danach erst auf eine Kuchenplatte stürzen und weitere 30 Minuten warten, bevor du die Form von der Tarte abhebst. So hat die Masse genügend Zeit, um zu stocken und sich zu verfestigen. So gelingt deine goldgelbe und köstliche Tarte garantiert.

Nährwerte pro Portion (eines von 12 Stücken):

196 kcal, 9,3 g Fett, 31,8 g Kohlenhydrate, 5,3 g Eiweiß

5 Punkte pro Portion

Rezept: Schlanke Donauwelle

Diese köstliche Kreation macht auch auf jeder festlichen Kaffeetafel eine gute Figur. Es handelt sich, genau wie bei der klassischen Variante, um einen Blechkuchen, den du in 50, zugegebenermaßen, kleine Stücke schneiden solltest. Dafür hat dann jedes Stück allerdings nur 23 kcal! Das ist doch einmal ein Wort, oder?

Rühre zunächst

- 100 g Haferkleie in
- 180 g Wasser

ein und lasse die Masse für eine Stunde aufquellen. Derweil kannst du deinen Backofen auf 175 °C Ober- und Unterhitze vorheizen. Bevor du die Masse auf ein mit Backpapier ausgelegtes Backblech (20 x 20 cm) streichst, süßt du sie mit

- Xucker light, nach deinem Geschmack.

Backe den Boden für ca. 35 Minuten, bevor du sie in der Form auskühlen lässt. Während dies passiert, füllst du

- 200 g Tiefkühlhimbeeren in deinen Mixtopf, gibst
- 180 g Wasser dazu und für 5 Minuten bei 100 °C mit Linkslauf kochen lassen. Nun gibst du
- 4 Esslöffel Agar-Agar
- 1/2 Teelöffel Zitronensäure,

sowie soviel Xucker Light dazu, bis es für dich stimmt. Lass die Früchte weitere 3 Minuten bei Linkslauf köcheln, bevor du sie noch heiß auf den Boden gießt. Anschließend den Kuchen für eine Stunde abkühlen lassen. Lege dann

- 80 g Marzipanrohmasse

zwischen zwei Lagen Frischhaltefolie, um sie mit einer Teigrolle auf die Größe von 20 x 20 cm auszurollen. Lege das Marzipan auf den Kuchen und hebe ihn anschließend vorsichtig aus der Form. Nun kannst du ihn in etwa 2 x 4 cm große Rechtecke schneiden. Damit das ganze einen kreativen Touch bekommt, gibst du

- 50 g Vollmilchschokolade

in den Mixtopf, zerkleinerst sie auf Stufe 5 für 10 Sekunden, um sie anschließend für viereinhalb Minuten bei 55 °C auf der Sanftrührstufe zu schmelzen. Gib die flüssige Schokolade in einen Gefrierbeutel, schneide eine ganz kleine Ecke ab und verziere deine Tortenstücke mit der flüssigen Schokolade.

Nährwerte pro Portion (eines von 50 Stücken):

23 kcal, 0,9 g Fett, 2,7 g Kohlenhydrate, 0,8 g Eiweiß

1 Punkt pro Portion

Rezept: Marmorkuchen für die Linie

Bei diesem Rezept kannst du sehr schön sehen, wie man aus einem klassischen Marmorkuchenrezept eine schlanke Angelegenheit machen kann. Mit seinen Werten kann er sich nicht nur mit anderen Marmorkuchen messen, sondern auch mit anderen diättauglichen Lebensmitteln.

Bereite dir zunächst aus

- 400 g Äpfeln

ein **zuckerfreies Apfelmus** zu. Dazu schälst und entkernst du die Äpfel zunächst, schneidest sie in grobe Stücke und gibst sie in den Mixtopf. Lasse sie auf Stufe 7 für 20 Sekunden mixen. Wenn nötig, kannst du Mus, das sich oben am Schüsselrand befindet, noch einmal mit dem Spatel nach unten schieben und für weitere 10 Sekunden mixen, fertig!

Heize deinen Ofen auf 180 °C Ober- und Unterhitze vor. Danach gibst du

- 5 Eier
- 135 g Xucker light
- 1 Prise Salz
- 370 g Dinkelmehl
- 1 Päckchen Backpulver
- 1/2 Teelöffel Vanillepulver

zum Apfelmus in den Mixtopf und rührst auf Stufe 4 für 1 Minute. Gib 2/3 des Teiges in eine Gugelhupf- oder Kranzform, die du gut gefettet und gemehlt hast. Danach kommen

- 20 g Backkakao, sowie
- 30 g Milch, 1,5 % Fett
- 1/2 Flasche Rumaroma

dazu. Verrühre die Zutaten auf Stufe 3 für 30 Sekunden und gib diesen Teig zu dem Hellen in die Backform. Nun nimmst du eine Gabel zur Hand und ziehst sie spiralförmig immer wieder durch den Teig, so kann sich die dunkle Masse ein wenig unter die Weiße heben. Gib den Kuchen nun für 50 Minuten in den Ofen und genieße!

Nährwerte pro Portion (eines von 12 Stücken):

162 kcal, 3 g Fett, 24,5 g Kohlenhydrate, 7,2 g Eiweiß

3 Punkte pro Portion

---

7 Bonusheft und Lösung zum Abnehm-Quiz

Vielen Dank noch einmal für den Erwerb dieses Buches. Als weiteres Dankeschön erhältst du von mir noch ein weiteres E-Book, als Bonus, und völlig gratis.

Dieses beinhaltet Rezepte mit Aufstrichen zum Abnehmen. Denn was wäre eine zünftige Brotzeit oder ein gemütliches Frühstück, ohne Aufstriche? Die dürfen sicher nicht fehlen! Da viele Aufstriche jedoch reich an Zucker oder Fett sind, können es echte Diätfallen sein, vor denen du dich unbedingt in Acht nehmen musst.

Was du dagegen getrost auf deine Backwaren streichen kannst, das zeige ich dir in dem Bonusheft.

Du kannst es folgendermaßen erhalten:

Um die geheime Download-Seite aufzurufen, öffne ein Browserfenster auf deinem Computer oder Smartphone und gib folgendes ein: **brot.tanjaludwig.com**

Du wirst dann automatisch auf die Download-Seite geleitet.

Alle Lösungen zum Abnehmquiz sind ebenfalls im Bonusheft enthalten.